Dr. Ronald Steiner

DER YOGA DOC

BEWEGLICH UND SCHMERZFREI MIT FASZIEN-YOGA

Bibliografische Information der Deutschen Nationalbibliothek
Die Deutsche Nationalbibliothek verzeichnet diese Publikation in der Deutschen Nationalbibliografie. Detaillierte bibliografische Daten sind im Internet über http://d-nb.de abrufbar.

Für Fragen und Anregungen
info@rivaverlag.de

Wichtiger Hinweis
Dieses Buch ist für Lernzwecke gedacht. Es stellt keinen Ersatz für eine individuelle medizinische Beratung dar und sollte auch nicht als solcher benutzt werden. Wenn Sie medizinischen Rat einholen wollen, konsultieren Sie bitte einen qualifizierten Arzt. Der Verlag und der Autor haften für keine nachteiligen Auswirkungen, die in einem direkten oder indirekten Zusammenhang mit den Informationen stehen, die in diesem Buch enthalten sind.

Ausschließlich zum Zweck der besseren Lesbarkeit wurde auf eine genderspezifische Schreibweise sowie eine Mehrfachbezeichnung verzichtet. Alle personenbezogenen Bezeichnungen sind somit geschlechtsneutral zu verstehen.

Originalausgabe
2. Auflage 2022

Türkenstraße 89
80799 München
Tel.: 089 651285-0
Fax: 089 652096

Redaktion: Anna Gülicher-Loll
Umschlaggestaltung: Manuela Amode
Umschlagabbildungen: Paul Königer
Fotos: alle Bilder von Paul Königer, außer S. 173 Gabriel Aszalos
Satz: Satzwerk Huber, Germering
Druck: Firmengruppe APPL, aprinta Druck, Wemding
Printed in Germany

ISBN Print 978-3-7423-1284-6
ISBN E-Book (PDF) 978-3-7453-0979-9
ISBN E-Book (EPUB, Mobi) 978-3-7453-0980-5

Dr. Ronald Steiner

DER YOGA DOC

BEWEGLICH UND SCHMERZFREI MIT FASZIEN-YOGA

riva

Inhalt

Faszien: Das allumfassende Netzwerk unseres Körpers

Wir können Beschwerden auf zweierlei Art angehen. Entweder wir betrachten das Symptom isoliert und suchen dort lokal nach einer Lösung oder wir nehmen den Menschen als Ganzes in den Blick. Beide Ansätze sind wichtig und sinnvoll und können sich gegenseitig ergänzen.

Ein einfaches Beispiel: Bei einer Schnittverletzung ist es erforderlich, die blutende Wunde zu versorgen. Genauso wichtig ist es jedoch, im zweiten Schritt sicherzustellen, dass der Blutverlust nicht zu groß war und eventuell ausgeglichen werden muss. Ähnlich verhält es sich mit den meisten orthopädischen Beschwerden. Einerseits braucht die betroffene Körperregion zunächst gezielt Aufmerksamkeit. Andererseits ist es wichtig, die Ursache für die Beschwerden im Kontext des ganzen Körpers zu sehen.

Das erste Buch dieser Reihe – *Der Yoga Doc: Heilen mit Yoga* – legte den Fokus vor allem auf akute Symptome, die gezielte Linderung von Beschwerden und die Wiederherstellung von Beweglichkeit. Das vorliegende zweite Buch konzentriert sich auf die ganzheitliche Sichtweise. Anstatt an einzelnen Gelenken oder begrenzten Regionen etwas zu verändern, betrachten wir größere Zusammenhänge im Körper und trainieren diese.

Sobald wir unseren Blickwinkel auf globale Zusammenhänge im Körper lenken, werden Faszien wichtig. Molekular gesehen sind es vor allem kollagene Fasern. Diese helikal gewundenen Moleküle sind leicht elektrisch geladen.

Durch Zugkräfte oder Muskelanspannung entsteht ebenfalls ein geringes elektrisches Potenzial. Die Kollagenmoleküle richten sich anhand dieses Potenzials aus. Sie heften sich dann mit ihrer Ladung und helikalen Verwindung an das nächste Kollagenmolekül. So entstehen lange Bahnen von Kollagenfasern entlang wichtiger Richtungen für Zugkräfte oder Muskelspannung. Das sind die Faszienzüge, die sich wie ein Netz durch den ganzen Körper ziehen und Kraft übertragen.

Wir können uns das etwa so vorstellen wie viele kleine Kompassnadeln. Zunächst zeigen sie in verschiedene Richtungen. Fahren wir mit einem starken Magneten über diese Nadeln, richten sie sich gleich aus. Durch die geringe Ladung der Kompassnadeln selbst verbleiben diese dann in der eingestellten Ausrichtung.

Yogatherapie für die Faszien

Mit den Übungen in diesem Buch lernst du gezielt, die Faszienbahnen zu verändern, zu harmonisieren und diese Technik für deine Gesundheit zu nutzen. Der Fokus liegt dabei auf vier Bereichen:

1. Das gesamte Fasziennetz
2. Frontale und dorsale Faszie
3. Helices des Rumpfes
4. Helices von Arm und Bein

In jedem dieser vier Bereiche findest du entsprechende Übungsstrecken, die deine Gesundheit und dein Wohlbefinden auf ein neues Level bringen. Vorab schauen wir uns jedoch noch das Tensegrity-Modell an, das dir dabei hilft, deine Faszien besser zu verstehen.

Hinweis

Wenn du die Übungssequenzen dieses Buches mit Videoanleitung üben möchtest, findest du entsprechende Online-Yogastunden von Dr. Ronald Steiner persönlich auf AYI.info.

Das Tensegrity-Modell für ein neues Faszienverständnis

Das Tensegrity-Modell hilft dir, die Zusammenhänge deines Körpers zu verstehen und zu begreifen, wie Faszien die Knochen einspannen und Gelenke in einen Schwebezustand versetzen.

Anforderungen der Evolution

Jede biologische Lebensform ist ein Produkt der Evolution. Demnach hat ein Lebewesen ein intrinsisches Bestreben, sich in seinem Lebensraum zu entfalten und sich an die dort bestehenden Herausforderungen immer besser anzupassen. Eine grundlegende Anforderung im Laufe der Evolution des Menschen war die Fortbewegung. Um diese zu ermöglichen, gibt es zwei wichtige Aspekte:

1. Gewichtsoptimierung: Das Körpergewicht soll im Verhältnis zur Stabilität möglichst gering sein.
2. Lageunabhängigkeit: Der Körper soll in verschiedenen Belastungsrichtungen die gleiche Stabilität aufweisen.

Eine einfache Annäherung

Würden wir ganz naiv an die Aufgabe herangehen, einen humanoiden Körper zu konstruieren, würden wir vermutlich bei den Füßen anfangen. Wir setzen die Beine obendrauf. Es folgen das Becken und weiter oben, wie die Ziegel einer Backsteinmauer, der Rest des Körpers. Die Kraft wird durch diesen Körper als Druck von oben nach unten übertragen. Dabei summiert sich die Druckkraft ganz unten im Körper. Die Füße müssen also alles tragen.

Wenden wir die beiden oben erläuterten Grundanforderungen der Evolution auf diesen Körper an, scheitert er schnell:

1. Gewichtsoptimierung: Die hohe Druckkraft ganz unten müsste durch eine entsprechend große Fläche aufgenommen werden. Also müssten die Füße groß und schwer sein, nach oben hin würde die Masse am besten abnehmen. Wir sähen also etwa so aus wie eine Pyramide.
2. Lageunabhängigkeit: Kippen wir nun diesen wie eine Backsteinmauer konstruierten Körper, so zerfällt er, denn der Druck setzt sich von oben nach unten fort. Auf eine andere Belastungsrichtung ist diese Kraftübertragung nicht ausgelegt.

Tensegrity

In den 1950er-Jahren prägten der Architekt Richard Buckminster Fuller und der Künstler Kenneth Snelson den Begriff »Tensegrity«: eine andere Art und Weise, Objekte zu konstruieren. Sie beriefen sich auf die Natur als Vorlage. Sie bildeten den Begriff »Tensegrity« aus dem Wort *tension* (englisch für »Spannung«) und *integrity* (englisch für »Zusammenhalt«).

Anders als bei der zuvor beschriebenen »naiven« Konstruktion wird hier Kraft nicht als Druck, sondern als Zugspannung durch den gesamten Körper weitergeleitet. Der Druck tritt nur lokal auf. Genau das Gegenteil einer Backsteinmauer also. Diese leitet den Druck im gesamten Körper weiter, während die Spannung nur lokal auftritt.

In der Tat finden wir dieses Prinzip überall in der Natur. Auch der Mensch wendete das Prinzip bereits vor der Beschreibung durch Fuller und Snelson an, am bewusstesten und klarsten wohl beim Speichenrad ab Anfang des 20. Jahrhunderts. Die Fahrradfelge wird mit der Nabe durch Speichen verbunden. Diese Speichen stehen auf Zugspannung und geben dem gesamten Gebilde seine Stabilität. Durch diese mit dem Tensegrity-Modell gut beschreibbare Konstruktion erreicht die Natur die oben beschriebenen Anforderungen der Evolution:

1. Gewichtsoptimierung: Die Zugspannung kann durch Bauteile mit relativ wenig Gewicht übertragen werden.
2. Lageunabhängigkeit: Wenn der Organismus die Lage im Raum verändert, hält die Zugspannung ihn dennoch zusammen.

Im menschlichen Körper

Fuller und Snelson bauten mit diesem Modell Gebilde, in denen Stäbe die Kraft lokal als Druck aufnahmen, während Gummibänder die Kraft global als Zugspannung weiterleiteten. Im menschlichen Körper übernehmen die Knochen die Aufgabe der Stäbe. Das Netz der Faszien übernimmt die Aufgabe der Gummibänder. Die Gelenke übertragen kaum Druckkraft. Sie geben durch ihre Form lediglich eine Bewegungsrichtung vor. Die Kraft fließt als Zugspannung durch den gesamten Körper.

In der Praxis nutzt die Natur meist eine ganz simple Version der Tensegrity-Konstruktion: Um einen mit Flüssigkeit gefüllten Raum spannt sie eine Hülle mit gegenläufig helikalem Faserverlauf. Die Zugspannung dieser Hülle hält, ähnlich wie die Haut eines Luftballons, die Füllung auf Druck. Dadurch entsteht Stabilität.

Durch die Kraftübertragung per Zugspannung entstehen Körper, die nicht nur relativ leicht und lageunabhängig sind, sondern auch ein wenig federn. Das ist ein Vorteil für Lebewesen. Trifft eine hohe Belastung auf einen leicht federnden Körper, so flacht die Belastungsspitze ab. Dieses Einfedern speichert einen Teil der Energie und kann diese sogleich wieder abgeben. Genau so bewegt sich der Mensch mit jedem Schritt vorwärts. Beim Aufsetzen des Fußes speichern wir Energie im gesamten Körper, beim Abdrücken nutzen wir die Energie für den nächsten Schritt.

Stellen wir uns beispielsweise auf die Hände, müssen nicht die Handgelenke die komplette Gewichtskraft des Körpers aushalten. Vielmehr ist die Zugspannung des gesamten Körpers für unsere Stabilität verantwortlich. Die gleiche Zugspannung, die den Körper trägt und aufrecht hält, stabilisiert jedes Gelenk in seinem Schwebezustand.

Tensegrity in der Yogatherapie

Mit dem Tensegrity-Modell oder den darauf aufbauenden gegenläufigen Helices können wir die vielfältigen Bewegungsmöglichkeiten unseres Körpers viel besser verstehen. Daraus leiten sich Grundlagen ab, die für die Yogatherapie wichtig sind. Insbesondere hilft uns diese Sichtweise, den Körper als Ganzes zu verstehen. Ein Luftballon platzt nicht zwangsläufig dort, wo der Druck einwirkt, sondern dort, wo sein Gummi am dünnsten ist. Anstatt lokal ein Gelenk zu stabilisieren oder einen Muskel zu dehnen, bringen wir in der Yogatherapie Faszienzüge, die durch den gesamten Körper ziehen, in eine harmonische und gleichmäßige Spannung.

Anleitung

All diese Erklärungen mögen zunächst sehr abstrakt wirken. Es ist in jedem Fall beeindruckend, selbst ein Modell zu bauen, das auf Tensegrity beruht. So kannst du das lokale Aufnehmen der Kraft beobachten, begreifen und sehen, wie das Modell Stabilität und federnde Leichtigkeit miteinander verbindet.

1. Du brauchst sechs gleich lange Holzstäbe und sechs Gummiringe, die mit etwas Spannung um je einen Holzstab längs herumpassen. Säge an die Enden der Holzstäbe je einen kleinen Schlitz. Dieser muss breit genug sein, um zwei Gummis dort einhängen zu können.
2. Ziehe auf jeden Stab je einen Gummiring auf. Hänge dazu ein Ende des Gummis in einen Schlitz ein, das andere in den anderen Schlitz. Damit dein Tensegrity-Modell später gerade steht, versuche, die Spannung des Gummirings an beiden Seiten des Stabes etwa gleich zu verteilen.
3. Nimm einen auf diese Weise vorbereiteten Stab und schiebe ihn mittig unter die Gummischenkel von zwei weiteren Stäben. Die drei Stäbe bilden nun in etwa ein H. Je genauer du den Gummiring in der Mitte unter dem Gummi platzierst, desto symmetrischer wird das entstehende Gebilde.
4. Klemme einen vierten Stab in die Mitte der noch freien Gummisenkel gegenüber dem H-Querstrich ein. Du kannst nun die beiden eingeklemmten Stäbe auseinanderziehen. So bekommst du bereits ein Gefühl für die Dreidimensionalität des Gebildes.
5. Für den folgenden fünften und sechsten Stab brauchst du sowohl etwas Fingerspitzengefühl als auch einen Yogi, der dir hilft. Oder noch mehr Fingerspitzengefühl und Geschicklichkeit, dann schaffst du es auch allein. Der H-Querstrich besteht aus zwei Stäben. Jeweils oben und unten befinden sich zwei noch frei Gummilängszüge. Hänge zwischen diese Längszüge je einen weiteren Stab ein. Das entstehende Gebilde wird bereits dreidimensional und ist, sobald der zweite Stab eingehängt ist, auch stabil.
6. Der letzte Schritt benötigt noch mehr Fingerspitzengefühl. Zu zweit ist es deutlich einfacher. Die beiden im vorherigen Schritt eingehängten Stäbe haben noch freie Gummischenkel an ihren Längsseiten – insgesamt vier. Zwei Stäbe führen in ihren Kerben erst einen Gummi. Es gibt also insgesamt vier Kerben mit nur einem Gummi. Hänge die vier freien Gummischenkel in diese Kerben, die bisher erst einen Gummi tragen.

7. Lass ganz vorsichtig los. Wenn alles grob an der richtigen Position ist, hält dein Tensegrity-Modell zusammen. Falls es insgesamt noch nicht ganz symmetrisch aussieht, ziehe und zupfe so lange an den Gummis, bis alle etwa die gleiche Spannung aufweisen. Das Gebilde erhält so eine immer regelmäßigere Form.

Vom Modell zum menschlichen Körper zur Yogatherapie

Mache dich mit diesem Modell ein wenig vertraut. Drückst du von einer Seite auf das Gebilde, so verformt es sich als Ganzes. Es verteilt also die Kraft auf alle Gummis. Ganz ähnlich reagiert unser Körper auf Belastungen. Diese wird durch unseren Körper über die Faszienzüge weitergeleitet. Sind die Gummis insgesamt straffer, dann wird das gesamte Gebilde fester und stabiler. Auch unser Körper bekommt mehr Stabilität durch mehr Spannung in seinen Faszienzügen.

Verschiebst du ein Gummi, dann verzieht sich das ganze Gebilde und wird schief. Auch dies lässt sich auf unseren Körper übertragen. Ist ein Faszienzug ausgeleiert, schwach oder verkürzt, dann hat dies Einfluss auf unsere gesamte Körperhaltung. Zudem weist das Gebilde eine Elastizität auf, fast wie ein Gummiball. Auch diese Eigenschaft kann unser Körper haben, zumindest, wenn die Faszien ihre gesunde Elastizität aufweisen.

Wenn wir also in der Yogatherapie mit den Faszien arbeiten, dann ist das ein wenig so, als würden wir die Gummibänder im Tensegrity-Modell justieren, bis es wieder symmetrisch und in sich stabil ist. Mit diesem Verständnis der physikalischen Zusammenhänge können wir sehr viel verändern.

Hinweis

Wenn du Stäbe mit fertigem Schlitz und Gummis in passender Länge suchst, kannst du diese Zutaten für dein Tensegrity-Modell vorgefertigt auf AYI.info/shop bestellen.

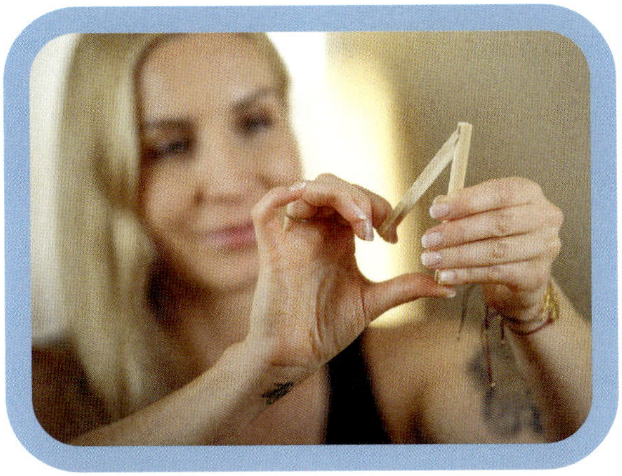

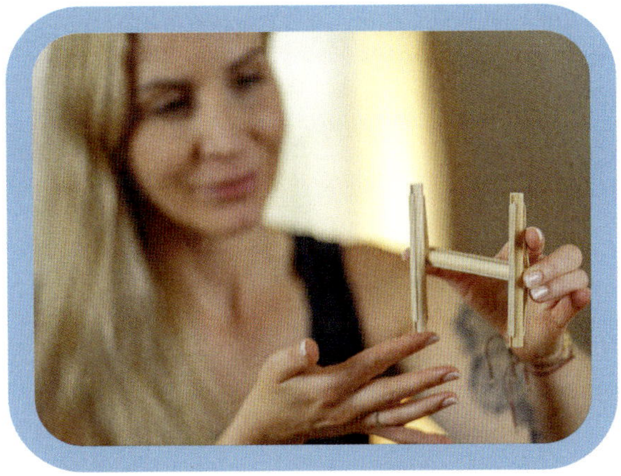

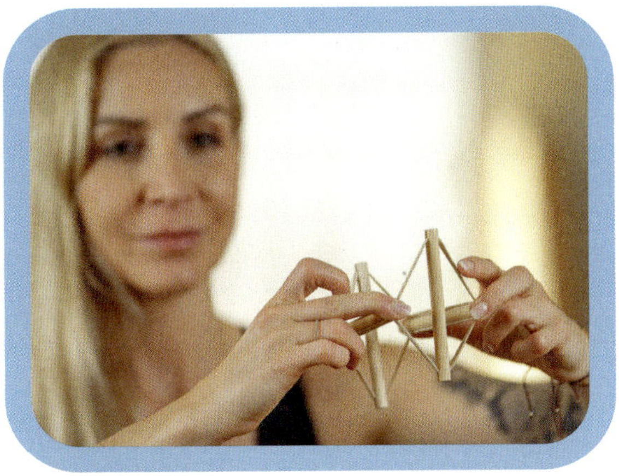

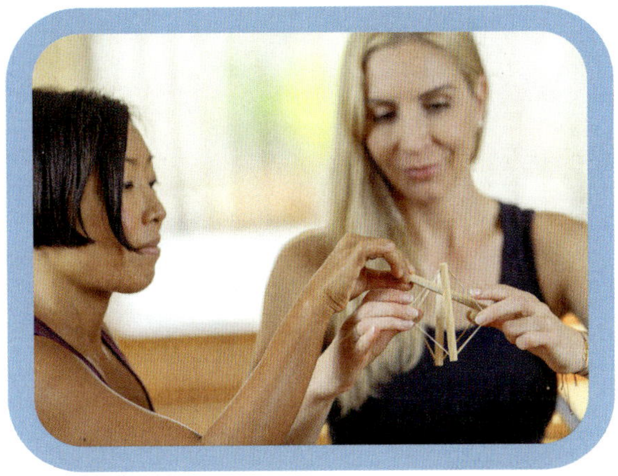

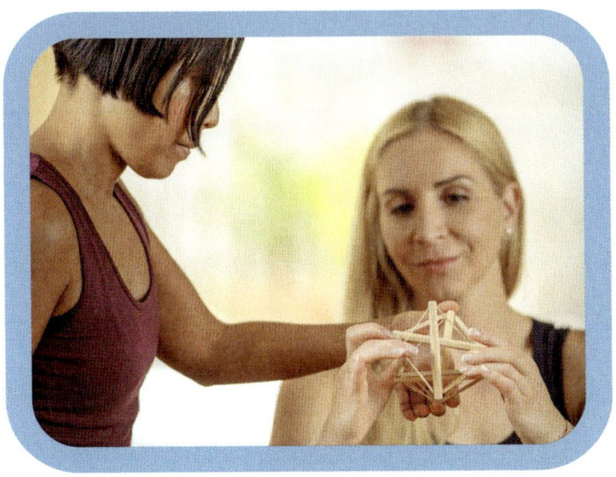

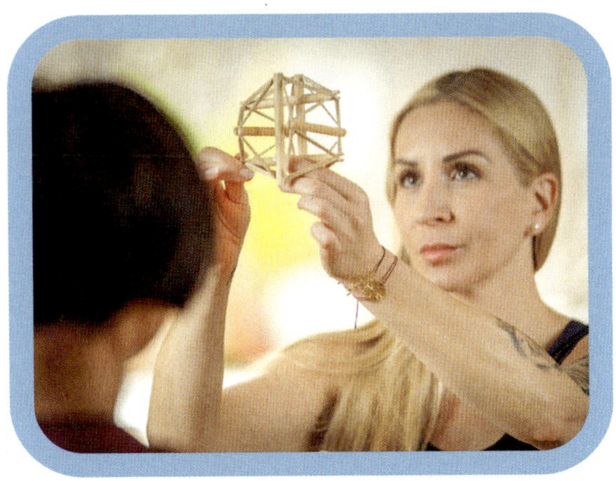

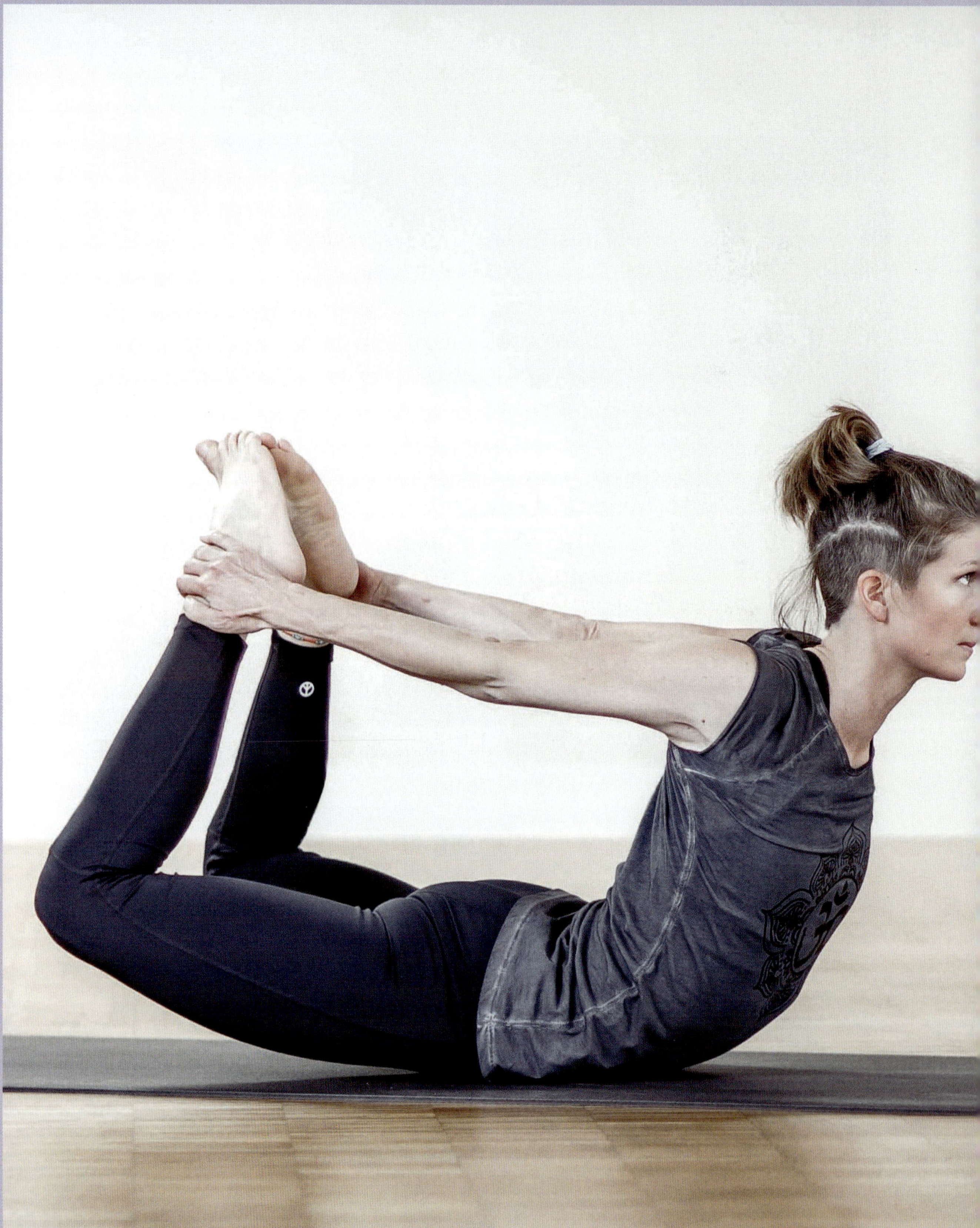

Übungen für ein geschmeidiges Fasziennetz

Das Leben nahm seinen Ursprung im Wasser, doch auch an Land haben wir unseren »inneren Ozean« stets dabei. Erlebe, wie dieser und das darin befindliche Netz der Faszien aufgebaut ist. Mit gleichermaßen einfachen wie effektiven Übungen gelangen neue Nährstoffe an deine Zellen, du kultivierst eine gesunde Elastizität und bringst deine Gelenke in einen harmonischen, gut gestützten Zustand.

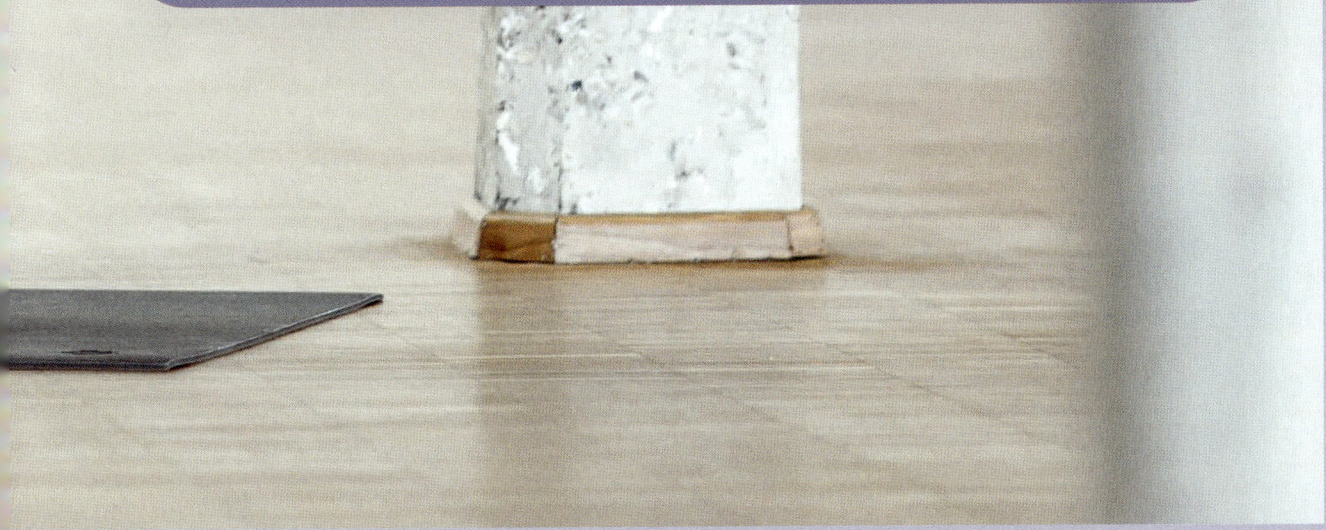

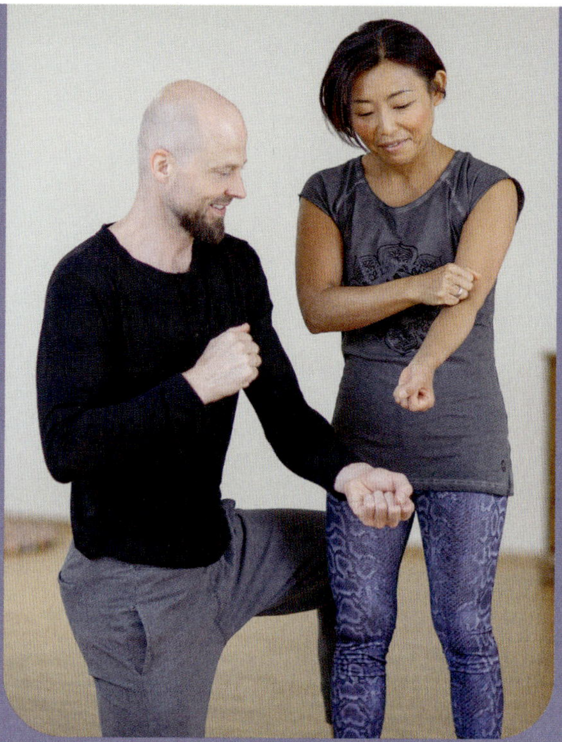

Die Faszien nähren durch Yoga

Die extrazelluläre Matrix (EZM) umhüllt jede Zelle unseres Körpers und versorgt sie mit Nährstoffen. Fülle mit der folgenden Yogastrecke diese Nährlösung wieder auf. So können die Fasern deines Fasziennetzes weich durch den Flüssigkeitsfilm gleiten und deine Muskeln werden geschmeidig.

Ursprünge des Lebens

Betrachtet man die Geschichte der Entstehung von Lebewesen, so wurden diese nach und nach immer komplexer. Zunächst bewegten sich einzellige Organismen durch den Ozean. Sie bezogen ihre Nährstoffe aus dem salzhaltigen Wasser. Als sich aus Einzellern später mehrzellige Organismen bildeten, entstand ab einem gewissen Zeitpunkt die Notwendigkeit, dass auch die innen liegenden Zellen mit Nährlösung umspült werden.

Mit weiter fortschreitender Komplexität der Lebewesen konnten diese ihre innere Nährlösung auch immer genauer regulieren. Schließlich nahmen Lebewesen ihre Nährlösung, ihren »inneren Ozean«, mit an Land. Diese Nährlösung wird wissenschaftlich extrazelluläre Matrix genannt. Da wissenschaftliche Veröffentlichungen weitgehend englischsprachig sind, ist international die englische Abkürzung ECM, für *extracellular matrix*, üblich.

Die extrazelluläre Matrix und Faszien

Neben der Nährlösung, in der die Zellen schwimmen, benötigt ein komplexer Organismus, also Menschen und Tiere, Fasern, die diese Zellen zusammenhalten und ihnen Form geben. Faszien übernehmen diese zweite für komplexere Lebewesen so essenzielle Aufgabe.

Es ist bezeichnend, dass es die gleichen Zellen sind, die einerseits Bausteine für Faszien produzieren und andererseits die extrazelluläre Matrix regulieren. Sie tragen den Namen Fibroblasten. Die extrazelluläre Matrix und das menschliche Fasziensystem hängen also eng zusammen. Die Matrix liefert unserem Organismus Nährstoffe und sorgt für Weichheit, die Fasern der Faszien gewährleisten Zusammenhalt und Stabilität.

Trocknen wir aus?

Der menschliche Organismus ist ohne diese Nährlösung undenkbar. Bei Kindern beträgt der Wasseranteil des Körpers noch über 80 Prozent. Mit zunehmendem Alter nimmt der Wasseranteil ab, wir trocknen quasi mehr und mehr aus. Im Alter beträgt der Wasseranteil oft nur noch 50 Prozent. Etwa ein Drittel dieser Flüssigkeit umspült als extrazelluläre Matrix unsere Zellen und nährt diese.

Während im Laufe des Lebens die Nährlösung im Verhältnis abnimmt, werden folglich die Zellen unseres Körpers immer schlechter mit Nährstoffen versorgt. Ihnen fehlen dann die Bausteine für ihre Aufgaben und um sich selbst zu erneuern.

Auch die in der extrazellulären Matrix befindlichen Faserzüge benötigen für ihre natürliche Kraftübertragung, ihr Gleiten und ihre Elastizität diesen Flüssigkeitsfilm zwischen den Zellen. Unser Fasziennetz wird also mit fortschreitendem Austrocknen der extrazellulären Matrix spröde und verletzungsanfälliger.

Fülle deinen inneren Ozean

Wir können das Austrocknen aktiv verlangsamen, auf diese Weise Verletzungen vorbeugen und unserer Gesundheit etwas Gutes tun. Ein wichtiger Ansatzpunkt hierfür ist die Ernährung. Viel trinken allein reicht jedoch nicht aus, denn die extrazelluläre Matrix bindet die Flüssigkeit durch Elektrolyte und spezielle langkettige Polysaccharide, eine Unterklasse der Kohlenhydrate. Diese Glykosaminoglykane [GAG], also speziell aufgebaute Polysaccharide, umfassen unter anderem die Moleküle Heparansulfat, Hyaluronsäure, Keratansulfat, Chondroitinsulfat und Dermatansulfat. Mit Proteinen oder anderen Glykosaminoglykanen entstehen noch größere Makromoleküle, die Proteoglykane. In den weitverzweigten Ästen dieser Moleküle bleibt die Flüssigkeit im Gewebe gebunden.

Um unsere so wichtige extrazelluläre Matrix zu füllen, benötigen wir daher nicht nur Wasser, sondern auch eine Flüssigkeit mit reichlich Elektrolyten und den für die Bildung von Glykosaminoglykanen notwendigen Bausteinen. Diese Bausteine können wir problemlos über unsere Nahrung aufnehmen, denn nicht nur der Mensch verfügt über eine EZM, sondern auch Pflanzen.

Ich empfehle daher reichlich frisches Obst und Gemüse. Bei frisch gepressten Säften und Smoothies wird die Zellstruktur der verwendeten Früchte mechanisch geöffnet. Unerhitzt bleiben die Moleküle der pflanzlichen Zellflüssigkeit und der pflanzlichen extrazellulären Matrix in ihrem natürlichen Zustand. So sind sie für uns leicht resorbierbar, das heißt, unser Körper kann sie gut verwerten. Die pflanzliche Zellflüssigkeit versorgt uns mit allen Nährstoffen, die auch für die Bildung unserer eigenen extrazellulären Matrix notwendig sind.

Doch nicht nur die Ernährung spielt eine Rolle für eine gut versorgte, nährstoffreiche extrazelluläre Matrix. Die Gesundheit und Aktivität der produzierenden Zellen, der Fibroblasten, ist verantwortlich für die stete Erneuerung und das Auffüllen dieser Nährlösung.

Geschmeidige Faszien

Die Fibroblasten stellen nicht nur die Glykosaminoglykane für den Extrazellulärraum her, sondern auch die Faserbestandteile des Fasziennetzes. Sie produzieren Kollagen und Elastin-Fibrillen und geben sie in den Extrazellulärraum ab. Dort verwinden sich die einzelnen Bausteine, entsprechend ihrer elektrischen Ladung, zu langen dreifach helikalen Röhren (Autoassemblierung). So durchzieht ein stabiles Netz die extrazelluläre Matrix. Es gibt den Zellen den nötigen Halt.

Doch die Fibroblasten haben noch eine weitere Funktion. Bei psychischem Stress, Entzündungen und Übersäuerung der extrazellulären Matrix wandeln sie sich in sogenannte Myofibroblasten um. Nun saugen sie die Kollagenfasern wieder in sich hinein und straffen so das Fasziennetz.

Sicher kennst du den Effekt, dass dein ganzer Körper bei Stress fest wird. Im Urlaub wird er dagegen plötzlich weich und beweglich. Eine Yogastunde kann ein kleiner Kurzurlaub sein und dazu beitragen, die Myofibroblasten zu deaktivieren, und so dem faszialen Netz seine weiche Geschmeidigkeit zurückgeben. Die Myofibroblasten lassen sich durch Entspannung »ausknipsen« und sind dann nur noch Fibroblasten. Sie bauen also weiterhin Kollagen und die EZM auf, ziehen aber keine Kollagenfasern mehr in sich hinein. Das funktioniert allerdings nur so lange, bis sie wieder aktiviert und zu Myofibroblasten werden. Dann ist es spätestens Zeit für den nächsten Yogakurzurlaub!

Übungsstrecke

Die folgende Übungsstrecke ist dafür konzipiert, die extrazelluläre Matrix zu erneuern und den faszialen Zügen ihre natürliche Elastizität wiederzugeben. So trägst du dazu bei, dass ausreichend Nährflüssigkeit produziert wird und deine Faszien geschmeidig gleiten.

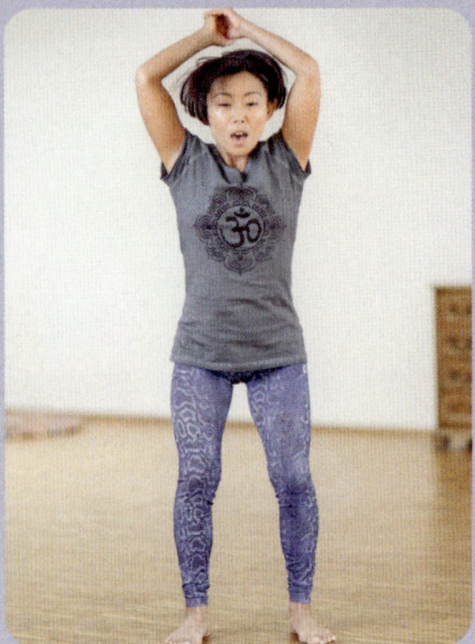

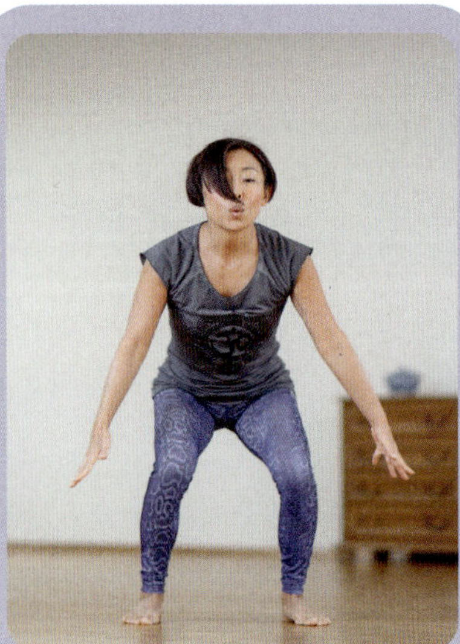

Basische Atmung

1. Komme in einen aufrechten Stand oder Sitz. Atme kraftvoll, tief und relativ zügig ein. Lass den Atem durch passives Loslassen wieder entweichen. Wiederhole dieses tiefe Ein- und Ausatmen etwa 10- bis 50-mal, bis sich ein leichtes Schwindelgefühl einstellt.
2. Um noch tiefer zu atmen, kannst du deinen ganzen Körper zu Hilfe nehmen. Hebe mit der Einatmung deine Arme und senke sie mit der Ausatmung. Manche können hierbei in ein leichtes Springen kommen. Achte jedoch darauf, dass die körperliche Bewegung lediglich zur Unterstützung der Atmung dient und kein Selbstzweck ist.
3. Atme dann normal weiter und fahre mit der folgenden Übung fort.

Effekt

Durch das schnelle Atmen wird vermehrt Kohlendioxid abgegeben. Das Blut wird dadurch basisch. Der steigende pH-Wert im Blut überträgt sich auf die Flüssigkeit in der extrazellulären Matrix. Für Myofibroblasten ist das ein Signal, die zuvor eingezogenen Kollagenfasern wieder freizugeben und so das fasziale Netz zu entspannen.

Achtung

Bitte führe diese Übung zunächst im Sitzen aus, damit du, sollte sich zu starker Schwindel einstellen, nicht umfällst.

Klopfmassage

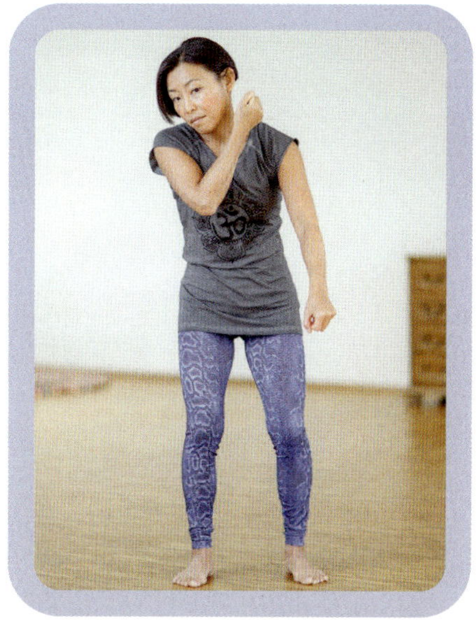

1. Klopfe mit angehaltenem Atem oder fließend weiteratmend mit der Handfläche oder den Fäusten deinen Körper energisch ab. Wähle dabei die Kraft des Klopfens so, dass dein Gewebe in Bewegung kommt, jedoch keinesfalls blaue Flecken entstehe.
2. Klopfe auf diese Weise deinen gesamten Körper ab. Schließe dabei vor allem Bereiche mit ein, an denen, beispielsweise nach einer Verletzung, das Bindegewebe vernarbt oder verklebt ist. Wenn sich dein gesamter Körper wohlig und warm anfühlt, wechsele zur nächsten Übung.

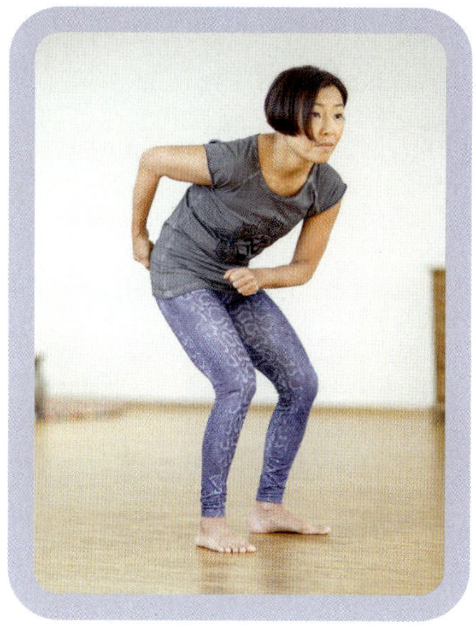

Effekt

Unsere Zellen werden durch die Fasern des Fasziensystems zusammengehalten und von einer Nährlösung, der extrazellulären Matrix, umspült. Für eine gute Versorgung der Zellen mit Nährstoffen ist etwas Bewegung in dieser extrazellulären Matrix notwendig.

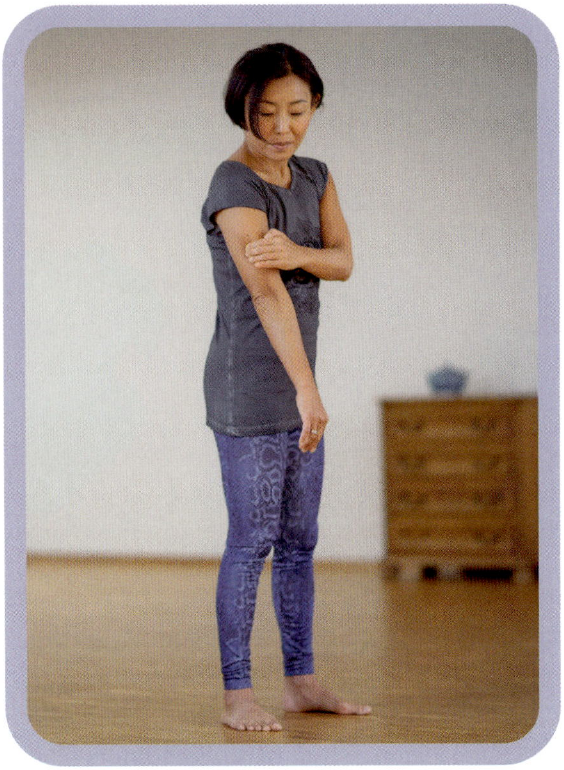

Längsfriktionen

1. Suche dir eine Region am Körper aus, die dir heute besonders wichtig ist. Vielleicht eine Stelle, an der in der Vergangenheit eine Verletzung aufgetreten ist. Kenntnisse über den Verlauf der Faszienzüge sind für diese Übung zwar hilfreich, doch durch das Gespür deiner Finger findest du deren Bahnen auch intuitiv. Im Allgemeinen verlaufen sie längs der Hauptkonturen unseres Körpers.
2. Setze einen Finger an und streiche mit sanftem Druck entlang dieser Bahn über die Körperstelle. Selbst ein nur oberflächliches Längsreiben hat den gewünschten Effekt. Entscheide dich jedoch für eine Richtung und behalte diese bei. Meist bewährt es sich, vom Körperzentrum wegzustreichen. Wiederhole das Ausstreichen einige Male.

Effekt

Bereits ein sanftes Ausstreichen erzeugt eine leichte elektrische Ladung. Die Kollagenfibrillen, die Bausteine unserer Faszien, sind ebenfalls elektrisch geladen. Während des Ausstreichens richten sie sich wie Kompassnadeln entlang der Streichrichtung aus. Diese simple Übung ist sehr effektiv, gerade nach Verletzungen, denn beim Heilen von gezerrten oder gar gerissenen Faszienzügen lagern sich die Kollagenfasern eher zufällig aneinander. So ist die Region auch nach der Heilung zunächst weniger belastbar. Durch das Ausstreichen nähern sich die Fasern wieder ihrem natürlichen Verlauf an und gewinnen an Belastbarkeit.

Faszienlift

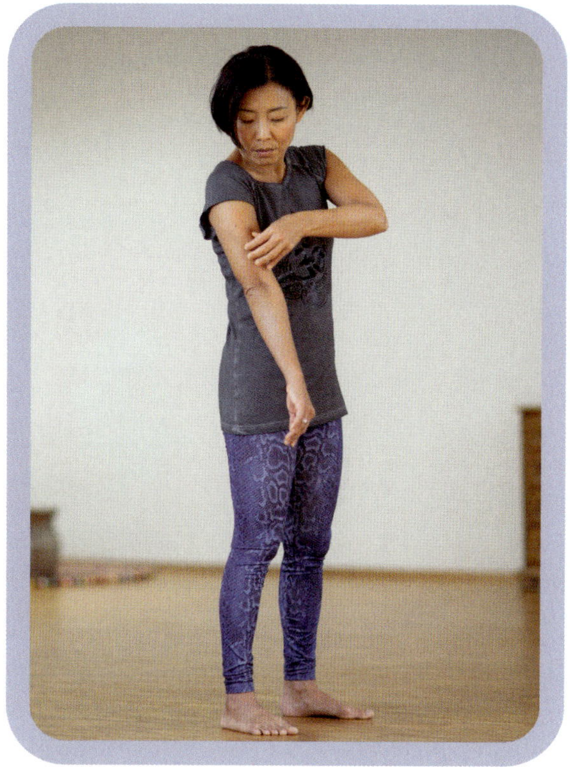

1. Hebe an der von dir zuvor gewählten Region deine Haut mit den Fingern leicht an. Etwa so, als wolltest du dich selbst zwicken. Es hat sich in der Praxis bewährt, die Hautfalte quer zur zuvor ausgestrichenen Richtung zu greifen. Bewege diese Hautfalte mit den Fingern über die gewählte Region oder wandere einige Male mit der Hautfalte auf und ab.
2. Wenn es dir nicht möglich ist, deine Haut leicht anzuheben, kann das an der natürlichen Beschaffenheit deines Bindegewebes liegen. Dann bewege deine Haut einfach über die darunterliegenden Schichten, indem du mit zwei Fingern auf eine Stelle drückst und sie kreisend bewegst. Setze die Finger in der Region mehrmals neu an und kreise.

Effekt

Das Anheben und auch die Alternative, das Kreisen, erzeugen einen Unterdruck in der extrazellulären Matrix. So wird die Flüssigkeit zwischen den Faszienzügen durchgezogen. Neue Nährstoffe erreichen die Bindegewebszellen und Entzündungsmediatoren werden rasch weggespült. Diese Übung hilft bei einer Entzündung an einem Faszienzug oft schneller und effektiver als eine Schmerztablette.

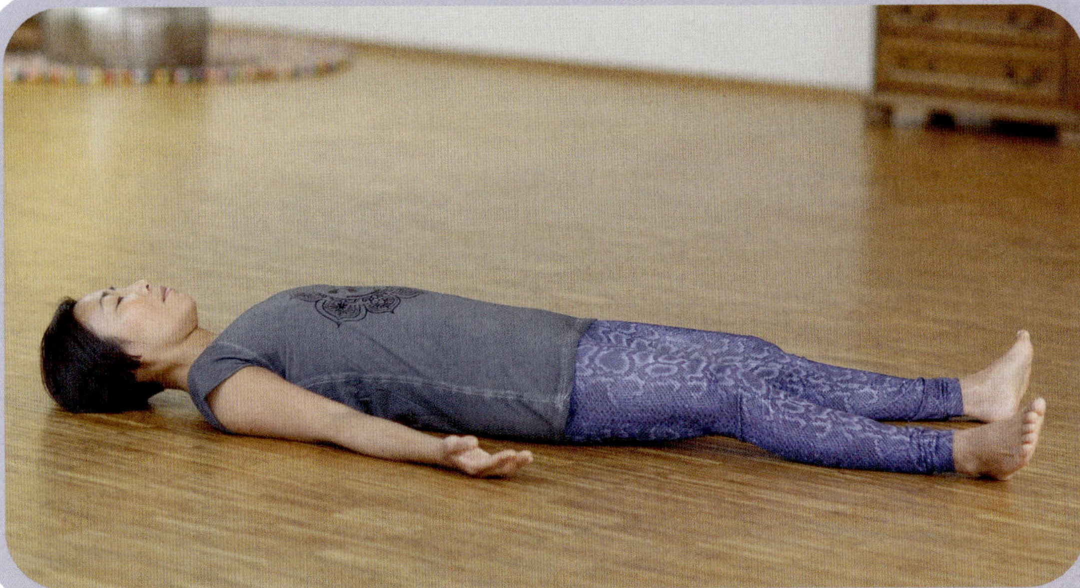

Shavasana

1. Komme abschließend in eine Entspannungshaltung. Klassisch ist dies die Rückenlage mit den Füßen etwa 20 Zentimeter auseinander und den Händen mit den Handflächen nach oben etwa 20 Zentimeter neben dem Körper [Shavasana]. Wähle jedoch gern eine andere, für dich angenehmere Haltung.
2. Genieße die Entspannung für mindestens sieben, besser 20 Minuten.

Effekt

Auch wenn die vorherigen Übungen sanft wirken, so haben sie doch einen tiefen Effekt auf unseren gesamten Körper. Eine gute Entspannung zum Abschluss hilft, dass die Impulse sich optimal entfalten können. Nach dieser Vorbereitung geben die Myofibroblasten in der Entspannung die Faserzüge besonders leicht frei. Dein fasziales Netz wird wieder elastisch und geschmeidig.

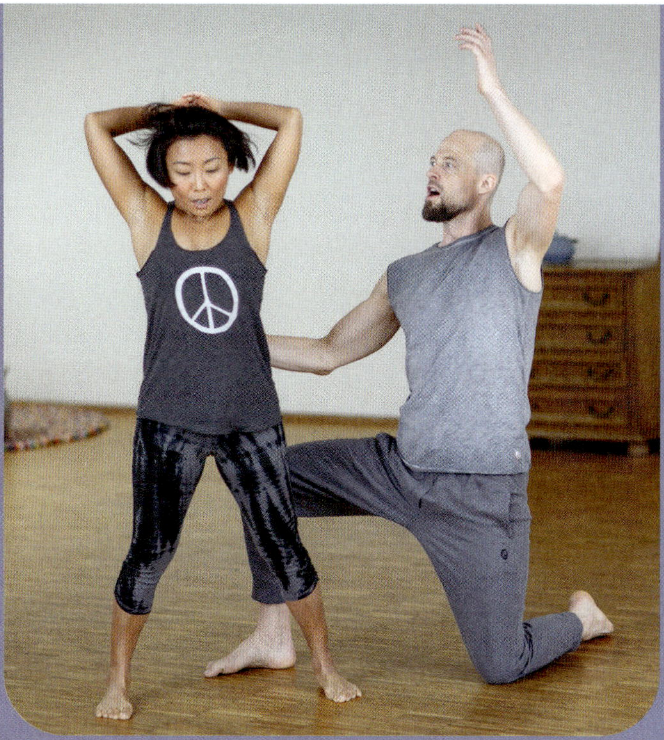

Die Faszien in Schwung bringen

Lange in Vergessenheit geraten, wird die Schwunggymnastik im Licht moderner Faszienforschung plötzlich wieder interessant. Als Inspiration für unsere Yogapraxis verleiht sie unseren Faszien federnde Elastizität und schützt vor Verletzungen.

Schwunggymnastik – DER Trend in den 1930er-Jahren

In Deutschland war die sogenannte Schwunggymnastik in den 1930er-Jahren weitverbreitet. Hans Surén schrieb das gleichnamige Standardwerk 1935. Ab etwa den 1950er-Jahren geriet sie jedoch mehr und mehr in Vergessenheit, denn es stellte sich heraus, dass sie zum Aufbau stattlicher Muskeln ebenso wenig geeignet ist wie zur Entwicklung überdurchschnittlicher Flexibilität. Somit gerieten in dieser Zeit andere Trainingsformen in den Fokus: Wer Muskelkraft aufbauen wollte, wählte kontrolliertere Übungen – also Bewegungen ohne Schwung. Mithilfe dieser spannt der Muskel intensiver an und passt sich schneller mit Kraft- oder Massezunahme an. Für die Flexibilität stellten sich dagegen längere Haltephasen, also statische Dehnungen, als wichtig und förderlich heraus. Denn nur so können die Fasern unseres Fasziensystems aneinander vorbeigleiten und sich strecken (Creep-Effekt).

Faszienforschung: Schwunggymnastik neu entdeckt

Während die Schwunggymnastik in Vergessenheit geriet, mussten die Faszien von der Forschung erst entdeckt werden. Als Gewebe waren sie zwar durchaus bekannt, allerdings beschäftigte sich die anatomische Forschung lange Zeit nur am Rande mit ihrer Funktion. Inzwischen verfügen wir über ein solides Verständnis darüber, welche Rolle diese Struktur spielt. Faszien ziehen sich in langen Zügen durch den gesamten Körper. Sie halten unsere Muskeln und Organe zusammen und verbinden jede Bewegung zu einer den ganzen Körper durchdringenden Schwingung.

Die Faszien selbst bestehen hauptsächlich aus festen kollagenhaltigen Fasern. Doch zwischen diesen festen Fasern sind jeweils elastische Anteile (Elastin) eingebettet. Diese geben dem Fasziensystem seine leicht federnde Eigenschaft. Sie vermitteln somit zwischen Festigkeit und Weichheit. Die elastische Eigenschaft ist essenziell für die Gesundheit unseres Fasziensystems.

»Stoßdämpfer« in unserem Körper

Besonders relevant wird das Federn des Fasziensystems, wenn es um die Prävention von Verletzungen geht. Kommen etwa unerwartete Stöße auf uns zu, so muss das Fasziensystem diese aufnehmen und wieder abgeben. Im Idealfall verhält sich unser Körper dabei wie ein Gummiball: Er wird eingedrückt und federt wieder zurück. Dieses

Phänomen lässt sich beispielsweise bei Radsportprofis beobachten, die bei einem Sturz förmlich über den Asphalt zu hüpfen scheinen und so selbst schwere Stürze bei hohen Geschwindigkeiten oft mit erstaunlich geringen Verletzungen überstehen.

Mit reiner Muskelkraft kann solch eine unerwartete Beanspruchung allerdings nicht aufgefangen werden, denn ein Muskel reagiert dafür über seine Reflexbahnen zu langsam. Das Fasziensystem reagiert auf den Impuls dagegen unmittelbar. Es muss ihn daher als Erstes abfangen. Umgekehrt kann aber auch reine Flexibilität eine Verletzung nicht verhindern – mitunter ist sie sogar kontraproduktiv! Nach aktueller Studienlage scheint zum Beispiel intensives Dehnen vor Kontaktsportarten die Verletzungshäufigkeit vielmehr zu erhöhen. Die Erklärung dafür ist simpel: Das fasziale System verliert durch die intensive Dehnung an Spannkraft, wird zu weich. Daher setzt es dem äußeren Impuls weniger Widerstand entgegen und kann so Stöße schlechter federnd aufnehmen und wieder abgeben.

Altes neu entdeckt

Wie so oft, passt sich ein lebender Organismus durch wiederkehrenden Gebrauch an eine Anforderung an. Federn wir, so erhöht sich der federnde Anteil unseres Fasziensystems. Nutzen wir hingegen diese Fähigkeit nicht, geht sie uns schrittweise immer mehr verloren. Konkret können wir also die Elastizität unserer Faszien verbessern, indem wir bei einer Übung einen Faszienstrang durch eine Dehnung spannen. Diesen Impuls halten wir jedoch nicht, sondern lassen ihn direkt wieder zurückschnellen. Moderne Faszienforschung macht dadurch die Schwunggymnastik wieder relevant. Vor allem zum Aufwärmen vor anderer körperlicher Aktivität scheint Schwunggymnastik effektiv zu sein, um Verletzungen zu verhindern. Doch auch für sich genommen können wir durch schwingende, dynamische Bewegungen unsere Gesundheit verbessern und Verletzungen weniger wahrscheinlich machen.

Übungsstrecke

Entdecke mit dieser therapeutischen beziehungsweise präventiven Übungsfolge »alte« Bewegungen neu. Du wirst schon nach einigen Wochen regelmäßiger Praxis beobachten, wie dein Körper elastischer und geschmeidiger wird und dein gesamtes Fasziensystem zu federn beginnt.

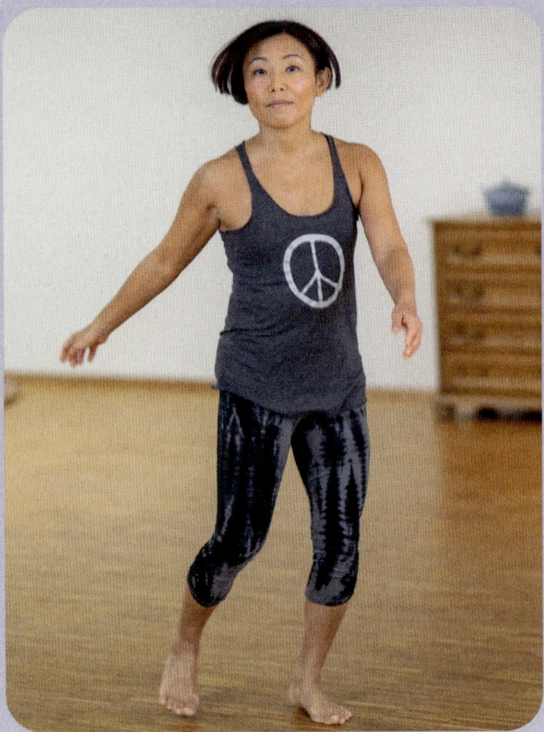

Federndes Wippen

1. Komme in einen aufrechten Stand. Fange zunächst an, locker in den Knien zu wippen – ein wenig so, als würdest du auf einem Trampolin stehen.
2. Je nachdem, wie du dich fühlst, kannst du dieses Wippen allmählich zu einem Hüpfen oder Auf-der-Stelle-Laufen steigern, bis du schließlich locker federnd umherspringst. Schwinge dabei deine Arme wie ein Pendel in Richtungen, die sich aus der Bewegungsdynamik von selbst ergeben. Selbst dein Kopf und Gesicht können loslassen und mitfedern. Setze diese Übung fort, bis du eine angenehme Wärme im gesamten Körper verspürst.

Effekt

Diese Übung versetzt das ganze Fasziensystem in Schwingung. Die kleinen Stöße und Erschütterungen bringen verschiedene Faserstränge auf Zug. Energie wird im elastischen Anteil der Faszien gespeichert und wieder freigegeben. Dies ist ein angemessener Trainingsreiz für die Fibroblasten, um den elastischen Anteil des faszialen Netzes zu erhöhen. So werden wir geschmeidig wie ein Gummiball oder ein eleganter Panther. Das Verletzungsrisiko reduziert sich.

Holzhacker

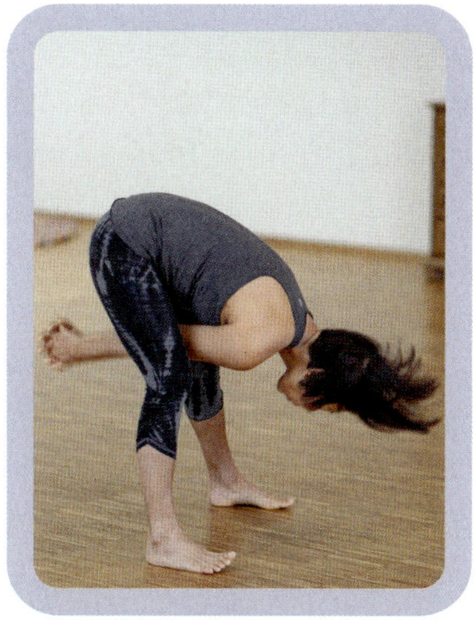

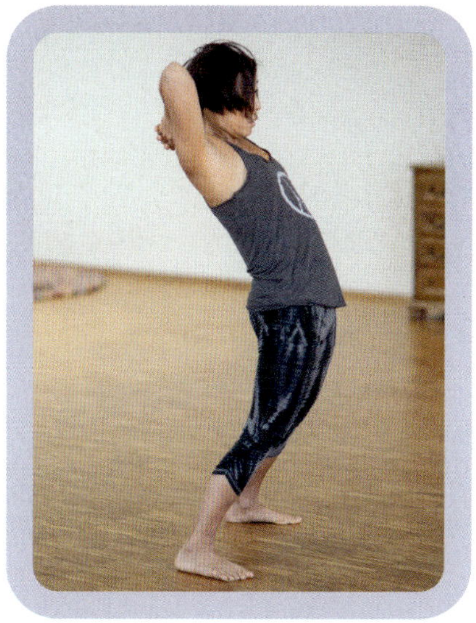

1. Weiter geht es aus dem aufrechten Stand. Spreize deine Beine leicht und hebe die Arme weit nach oben, die Finger sind verschränkt. Schwinge ausatmend nach vorn und unten zwischen deinen Beinen durch.
2. Schwinge mit der Einatmung mit den verschränkten Händen bis hinter den Kopf in eine leichte Rückbeuge. Achte dabei darauf, eine leichte Grundspannung im Rumpf aufrechtzuerhalten, um deinen Rücken zu stabilisieren und zu schützen. Versuche, möglichst wenig Muskelkraft aufzuwenden. Wandele stattdessen den Schwung nach unten um in ein Rückfedern in die Bewegung zurück nach oben. Wiederhole diese Übung, bis sich Körpervorder- und -rückseite leicht erwärmt anfühlen.

Effekt

Lange Faszienbahnen durchziehen unseren Körper. Sie übertragen Kräfte in die Hauptbelastungsrichtungen und speichern Energie. Besonders relevant ist zum einen der dorsale Faszienstrang (Dorsalfaszie). Er erstreckt sich von der Fußsohle über die Beinrückseite, die Sitzhöcker, die gerade Rückenmuskulatur bis hoch zum Hinterkopf und über die Schädeldecke weiter bis zum Augenbrauenwulst. Ein zweiter langer Faszienzug liegt an der Körpervorderseite (Frontalfaszie). Er verbindet Fußrücken, Schienbeine und Oberschenkelmuskeln, wird über das Becken zu den geraden Bauchmuskeln (*Musculus rectus abdominis*) umgelenkt und zieht über die Sternalfaszie und den großen Kopfwender (*Musculus sternocleidomastoideus*) bis zum Warzenfortsatz (*Processus mastoideus*) am Hinterkopf. Die hier beschriebene Übung bringt wechselweise beide Züge auf Spannung. Der Schwung wird federnd in der langen Bahn gespeichert und wieder freigegeben. So fördern wir die natürliche Federkraft dieser langen Faszienbahnen.

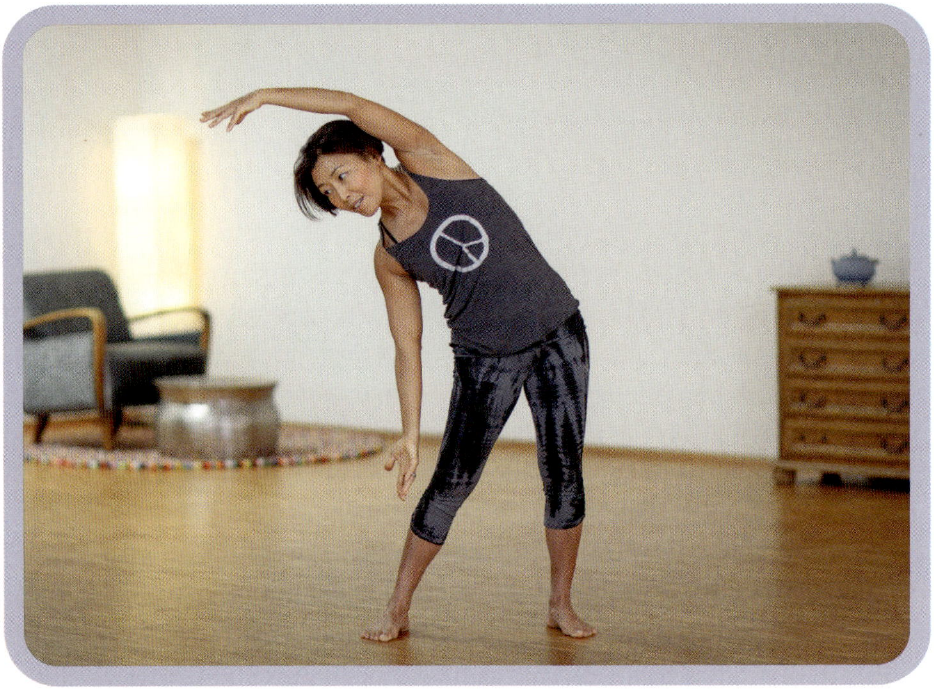

Palmwedel

1. Spreize die Beine noch etwas weiter. Hebe beide Arme über den Kopf und wippe leicht erst zu einer Seite, dann zur anderen.
2. Erlaube dem schwunghaften Federn, immer wieder neue Rhythmen und Bahnen zu finden. Wiederhole auch diese Übung, bis du in deinen beiden Körperseiten eine angenehme Wärme spürst.

Effekt

Wie schon die Übung zuvor, spricht auch diese Übung zwei lange Faszienbahnen an. Die Züge auf den Seiten des Körpers [Lateralfaszie] verlaufen nicht exakt entlang der Körperkontur, sondern es handelt sich um zwei diagonal übereinanderliegende Schichten, die von Knochen zu Knochen miteinander verschränkt sind. Das seitliche Federn lädt diese Faszienzüge mit Energie auf, beim Zurückschwingen geben sie die Energie wieder ab. Die Übung fördert die Entwicklung der elastischen Anteile in der Lateralfaszie. Dies gibt unserem Körper elastische Weichheit und schützt vor Verletzungen.

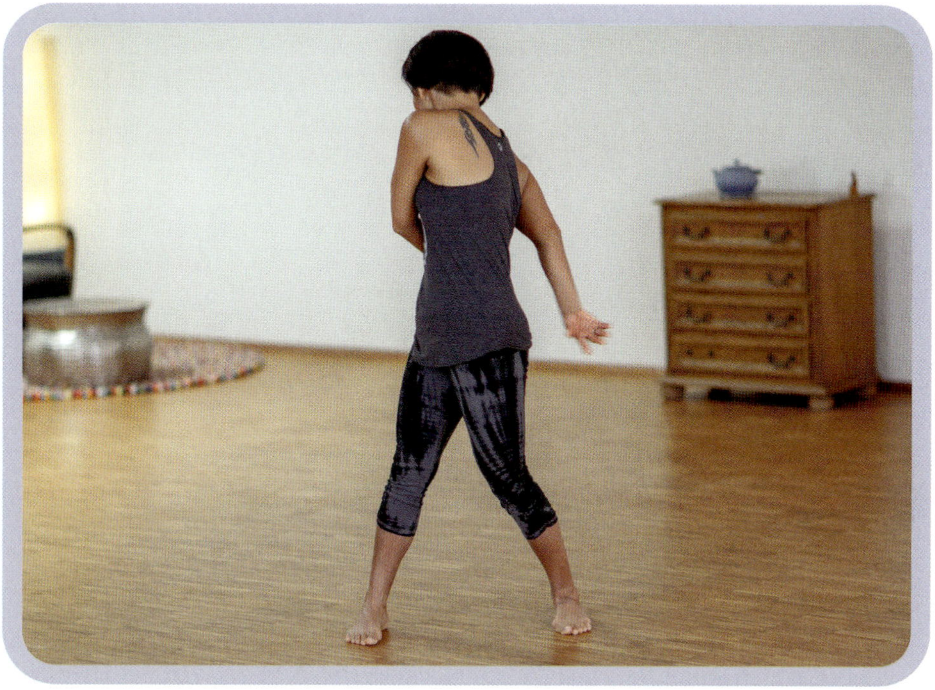

Drehschwingen

1. Schwinge aus dem aufrechten Stand mit leicht gespreizten Beinen mit deinem Oberkörper und deinen Armen zu einer Seite. Dabei klopfen deine Hände jeweils am Ende der Schwungbewegung wie eine Gebetstrommel gegen den Körper.
2. Der Schwung läuft anschließend gleich wieder zurück und die Drehung erfolgt in die andere Richtung. Schwinge so rotierend hin und her, bis du eine angenehme Wärme rund um deinen Rumpf spürst.

Effekt

Ein weiterer wichtiger Faszienzug (mittlere Spiralfaszie) zieht sich spiralig um den Rumpf. Er hat Ausläufer in die Beine und die Arme. Dieser Faszienzug ist essenziell für die Stabilität unseres Rumpfes. Erhöhen wir hier durch diese federnde Übung die elastischen Anteile, so hilft das, unsere Körpermitte samt Rücken gesund zu erhalten und Verletzungen vorzubeugen.

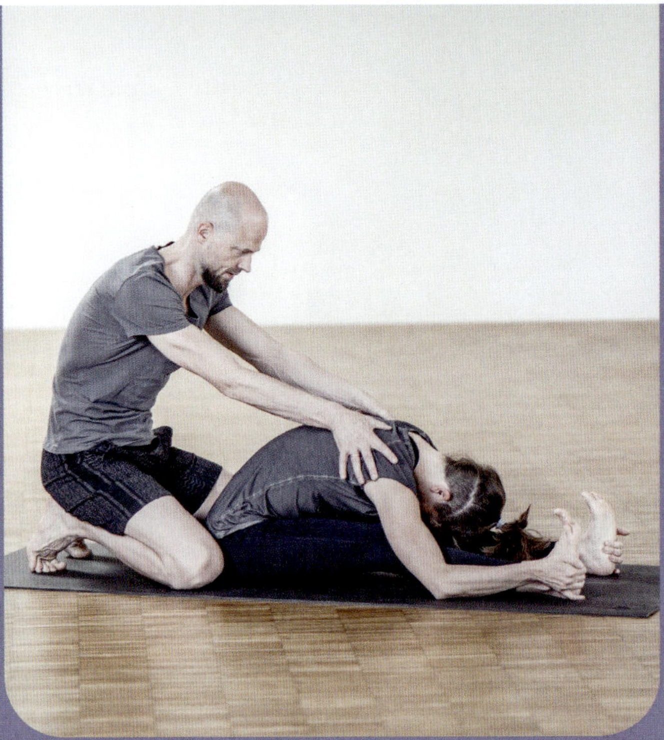

Mehr Kraft und Flexibilität durch Rebound und Creeping

Nutze mit dem Rebound- und dem Creeping-Effekt zwei spannende Phänomene deiner Faszien. Die folgenden Yogaübungen helfen dir dabei. Schon bald lernst du so, dich weich und elastisch wie ein Panther zu bewegen.

Effektive Bewegung statt bloßer Kraftaufbau

Wenn wir große Muskelpakete aufbauen möchten, sind koordinierte, kraftvolle Bewegungen notwendig. Allerdings muss dabei gleich vorneweg gesagt werden: Dicke Muskeln allein verhelfen nicht unbedingt zu effektiver Bewegung. Ganz im Gegenteil! Vergleichen wir etwa einen Bodybuilder mit einem Sprinter, fällt schnell auf, dass der Sprinter zwar über weniger Maximalkraft verfügt, sich meist jedoch effizienter bewegt.

Dieses Phänomen hat seinen Ursprung in der Entstehungsgeschichte unseres Körpers. In der frühen Phase der Evolution des Menschen war eine zu große Muskelmasse eher hinderlich, denn Muskeln benötigen viel Energie zum Erhalt und damit auch viel Nahrung – die erst gesammelt oder erlegt werden musste. Gleichzeitig machen zu große Muskeln nicht nur schwer, sondern auch schwerfällig. Viel vorteilhafter war es meist, sich mit so wenig Energieverbrauch wie möglich behänd zu bewegen, also mit einer geringeren Muskelmasse, die jedoch optimal genutzt wird.

Aus diesem Grund hat unser Fasziensystem die Fertigkeit entwickelt, Impulse zu speichern und wieder abzugeben. Die Faszien durchziehen in langen Zügen unseren gesamten Körper. Sie verbinden die Muskeln zu einer vernetzten Einheit. Trifft ein Impuls auf unseren Körper, verformt sich das gesamte fasziale System und speichert dadurch Energie. Diese Energie kann in der folgenden Bewegung wieder abgegeben werden.

Rebound-Effekt: Kraft ohne riesige Muskelberge

Wie bereits beschrieben, war es in der Evolution essenziell für den Fortbestand einer Spezies, sich mit möglichst wenig Energieaufwand zu bewegen. Daher wandeln die meisten Tiere Bewegungsenergie in Spannungsenergie um und wieder zurück. Dieses Phänomen der Faszien bezeichnen wir als Rebound-Effekt.

Wir finden diesen Effekt überall in der Tierwelt, vor allem bei Säugetieren, aber auch bei Vögeln, Reptilien und Amphibien. Das Ein- und wieder Zurückfedern verleiht der Bewegung jedes Lebewesens außerdem ihre elegante Anmut.

Nutzen wir diese Elastizität, so können wir Kraft entwickeln, ohne dafür enorme Muskeln zu benötigen. Auf diese Weise können sich Lebewesen selbst bei minimalem Energieverbrauch bewegen.

Wie alle Säugetiere, nutzt auch der Mensch diese Elastizität bei jedem Schritt und jeder Bewegung. Beim menschlichen Gehen und Laufen etwa speichert das Fasziensystem bei jedem Schritt die Energie. Dabei ist nicht nur die Wadenmuskulatur beteiligt. Vielmehr geht der Impuls beim Aufsetzen des Fußes an der Rückseite des Körpers entlang über den sogenannten dorsalen Faszienzug bis oben zum Hinterkopf.

Creeping-Effekt: Mehr Flexibilität durch Langsamkeit

Neben der Kraft ist die Flexibilität der zweite Pol der Bewegung. Die Flexibilität definiert den Spielraum, in dem unser Körper immer wieder neue Formen annehmen kann. Während ein kurzer Impuls auf die Faszien diese im Rebound-Effekt zurückfedern lässt, führt ein ausreichend langer Zug die Faszien zu einer Verformung. Bei aufgebauter Spannung richten sich die molekularen Bestandteile (Kollagenfasern) entlang des Zuges aus. Nur dann können die Faszien geschmeidig aneinander vorbeigleiten. Unser Fasziensystem benötigt etwa 30 Sekunden Spannung, um diesen sogenannten Creeping-Effekt auszulösen.

Repetitives Dehnen: Die effektivste Technik für mehr Flexibilität

Doch Achtung! Verweilen wir deutlich länger in der Spannung oder ziehen wir zu fest, so verhaken sich die molekularen Fasern ineinander. Wir werden dann folglich nicht noch flexibler, sondern – im Gegenteil – unsere Faszien verhärten. Dieses Phänomen nennen wir den Hardening-Effekt.

Daher empfiehlt es sich, nach einiger Zeit die Dehnstellung wieder zu verlassen, wenn wir flexibler werden möchten. Es hat sich bewährt, mit einigen Bewegungen unsere Faszien zu erwärmen und eventuell verhakte Fasern wieder zu lösen und anschließend erneut in die Dehnung zu gehen. Diese neue Dehnung kann dann wieder einen neuen Creeping-Effekt auslösen.

Rebound und Creeping im Wechsel

Folgender Gedanke liegt also nahe: Wir führen eine kraftvolle, explosive Übung aus und nutzen den Rebound-Effekt. Allerdings ermüden wir dabei und brauchen recht bald eine Pause.

Diese Pause können wir jedoch optimal nutzen, indem wir die gut erwärmten Muskel- und Faszienzüge auf Spannung bringen. Wir verweilen darin und lassen Dehnung entstehen. So nutzen wir den Creeping-Effekt und können uns zugleich von der vorherigen anstrengenden Übung erholen.

Bevor wir jedoch wieder abkühlen und sich unsere Faszien im Hardening-Effekt verhärten, starten wir eine neue Übungsrunde. Die im Folgenden beschriebene Übungsfolge baut auf diesem Prinzip auf. Wir werden kräftig und flexibel zugleich.

Myofibroblasten: Entspannung für die Faszienfasern

Einen ersten Beitrag zur Gesunderhaltung unserer Faszien haben wir damit bereits geleistet. Allerdings werden die Eigenschaften unseres Fasziensystems nicht nur durch die Fasermoleküle (Kollagen) bestimmt. Bindegewebszellen, sogenannte Myofibroblasten, regulieren die Spannung des Systems entsprechend den Anforderungen. Diese Myofibroblasten ziehen die kollagenen Fasern an und spannen so das Fasziennetz.

Aktiviert werden Myofibroblasten durch Verletzungen, Stress und Übersäuerung. Leiden wir beispielsweise unter chronischem Stress, so verhärtet unser Fasziennetz. Wir fühlen uns dann steif und unbeweglich – und sind es auch.

Die einfachste Möglichkeit, die Myofibroblasten zu deaktivieren, ist Entspannung, denn in diesem Zustand geben sie die kollagenen Fasern wieder frei. Nach einer guten Entspannung wirst du dich daher nicht nur mental ausgeglichen fühlen, sondern auch körperlich weicher und elastischer.

Übungsstrecke

Diese Übungsserie ist anders als andere, die dir vielleicht schon bekannt sind. Sie nutzt im Wechsel eine explosive, kraftvolle Übung und eine repetitive Dehnung. Die erste Übung entwickelt über den Rebound-Effekt Kraft aus den Faszien, die zweite über den Creeping-Effekt Flexibilität. In der Kombination ergänzen sich die Wirkungen. Zum Abschluss genießen wir eine ausgiebige Entspannung, um die Myofibroblasten zu ermuntern, unserem Fasziennetz noch mehr Weichheit zu verleihen.

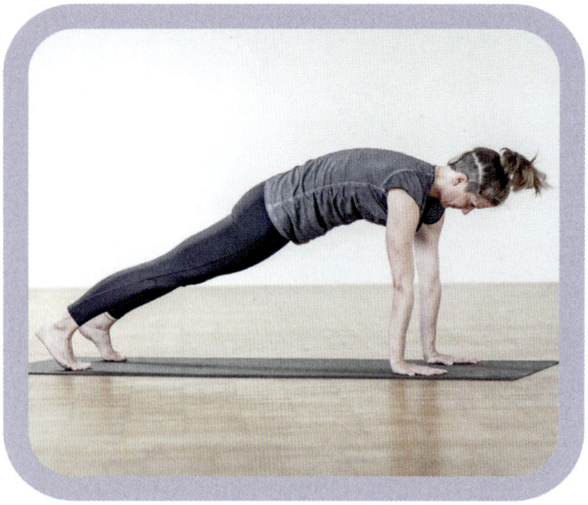

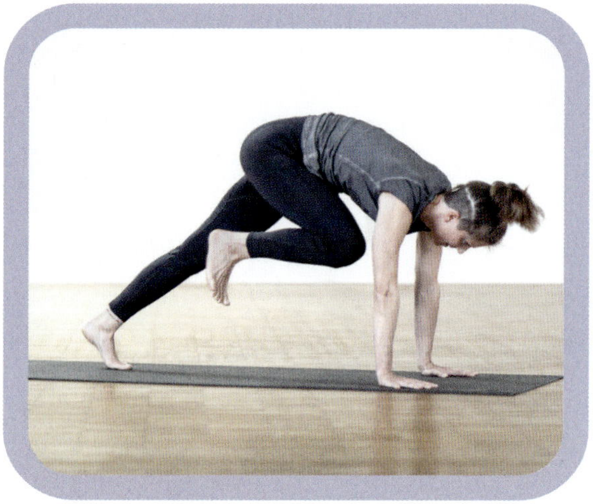

Sprinter – Phase 1 (Rebound-Effekt)

1. Komme in die Brettstellung. Achte darauf, deine Schulterblätter direkt nach vorn in den Boden zu schieben, sodass sich deine Schulterblätter flach am Rücken anlegen. Aktiviere die Körperspannung an der Rumpfvorderseite, sodass dein Becken sich leicht anhebt, also ein wenig oberhalb der Linie zwischen Schulterblättern und Fersen ist.
2. Hebe nun dein rechtes Bein gestreckt ein wenig vom Boden ab und ziehe das Knie langsam in Richtung rechter Achselhöhle. Halte die Spannung einen Augenblick und strecke dann dein Bein wieder nach hinten, Fuß absetzen.
3. Wiederhole diese langsame Bewegung mit dem anderen Bein. Steigere kontinuierlich das Tempo. Stoße dich schließlich federnd und kraftvoll hinten ab und ziehe so deine Knie schwungvoll Richtung Achselhöhlen. Setze diese Übung fort, bis du außer Atem kommst.

Effekt

Du nutzt bei dieser Übung die Elastizität deines Fasziensystems. Letztendlich simuliert die Bewegung ein zügiges Bergauflaufen. Der menschliche Körper hat viele Mechanismen entwickelt, die Energie des Schrittes immer wieder im Fasziengewebe zu speichern und so auf den nächsten Schritt zu übertragen. So ist der Mensch das Landlebewesen, das sich bei gemäßigtem Tempo am energieeffizientesten vorwärtsbewegen kann.

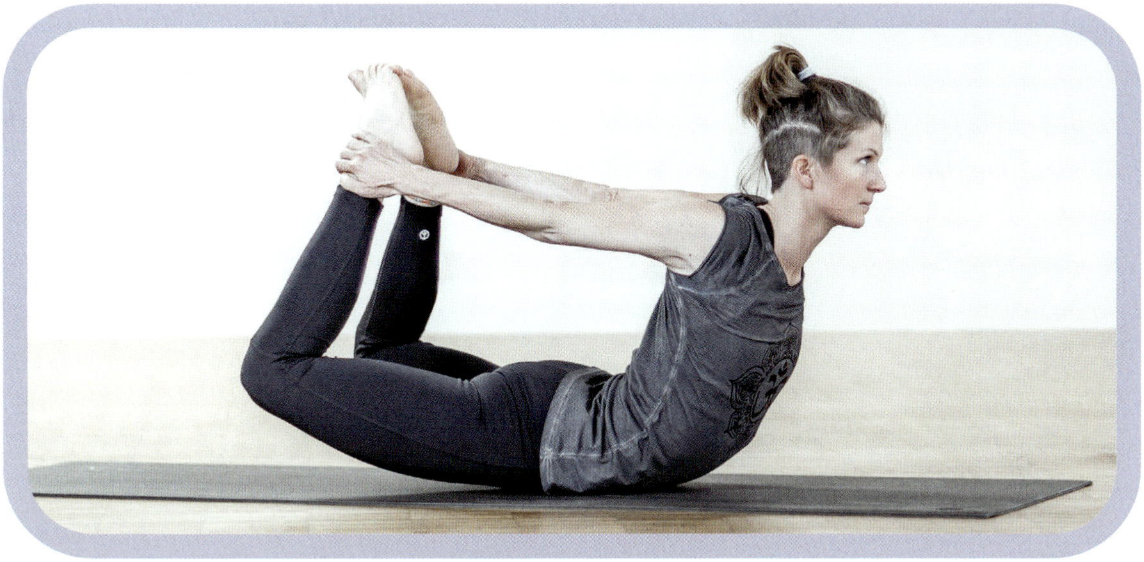

Rückbeuge: Bogen (Dhanurasana) – Phase 1 (Creeping-Effekt)

1. Lege dich flach auf den Bauch. Winkle die Unterschenkel an und fasse mit den Händen seitlich zu deinen Schienbeinen oder Fußknöcheln.
2. Baue aus deinen Beinen Spannung gegen den Zug der Arme auf. So ziehen die Beine den Oberkörper nach oben, die Arme sind wie eine Bogensehne gespannt. Genieße die Dehnung an der Vorderseite deines Körpers für etwa fünf immer langsamer und tiefer werdende Atemzüge.

Effekt

Diese Haltung bringt den frontalen Faszienzug, der über die gesamte Körpervorderseite verläuft, stark auf Spannung. Da wir für etwa fünf Atemzüge in der Haltung verweilen, erreichen wir die für den Creeping-Effekt notwendigen 30 Sekunden. Der Faszienzug wird länger und Flexibilität entsteht.

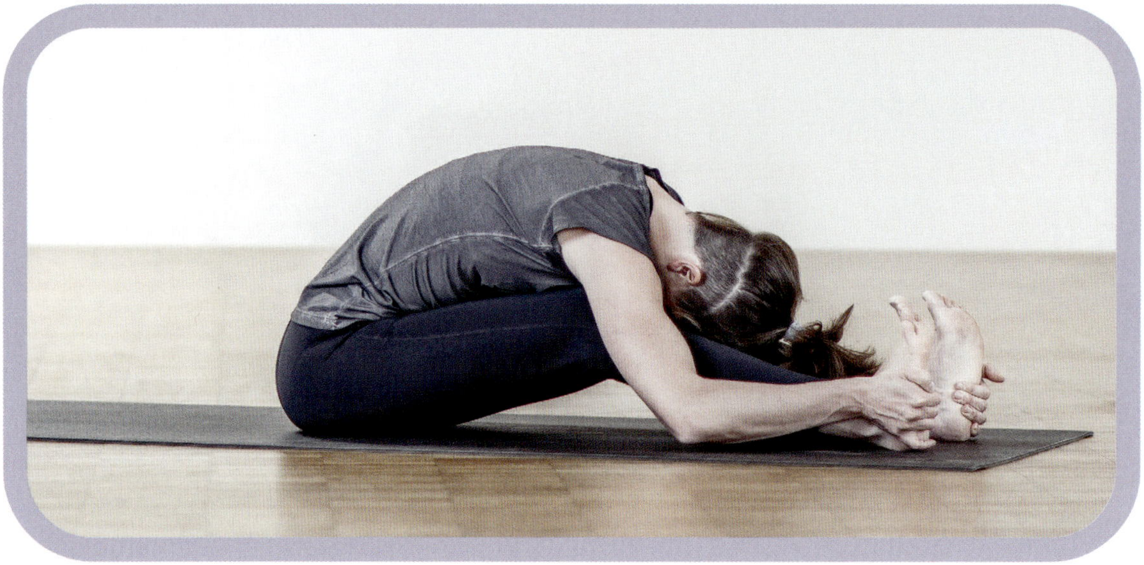

Vorbeuge im Sitzen (Pashchimottanasana) – Phase 1 (Creeping-Effekt)

1. Setze dich mit geradem Rücken und ausgestreckten Beinen auf den Boden. Achte dabei darauf, dass die Knie minimal gebeugt bleiben. Ziehe mit der Hand das Sitzfleisch nach hinten außen. Um wirklich auf den Sitzhöckern zu sitzen, kann es hilfreich sein, die Knie noch ein wenig mehr zu beugen.
2. Senke nun den Oberkörper über die Beine und fasse mit den Händen deine Fußaußenkanten. Lass während mindestens fünf langsamen und tiefen Atemzügen deinen Oberkörper in die Länge und nach vorn wachsen. Genieße dabei die Dehnung der gesamten Körperrückseite.

Effekt

Nun wird der dorsale Faszienzug unter Spannung gesetzt: ein myofasziales Kontinuum von der Fußsohle über die gesamte Körperrückseite bis über den Kopf zu den Augenbrauen. Wieder hilft das sanfte Verweilen für mindestens 30 Sekunden, den Creeping-Effekt auszulösen und so den Faszienzug der Körperrückseite zu verlängern.

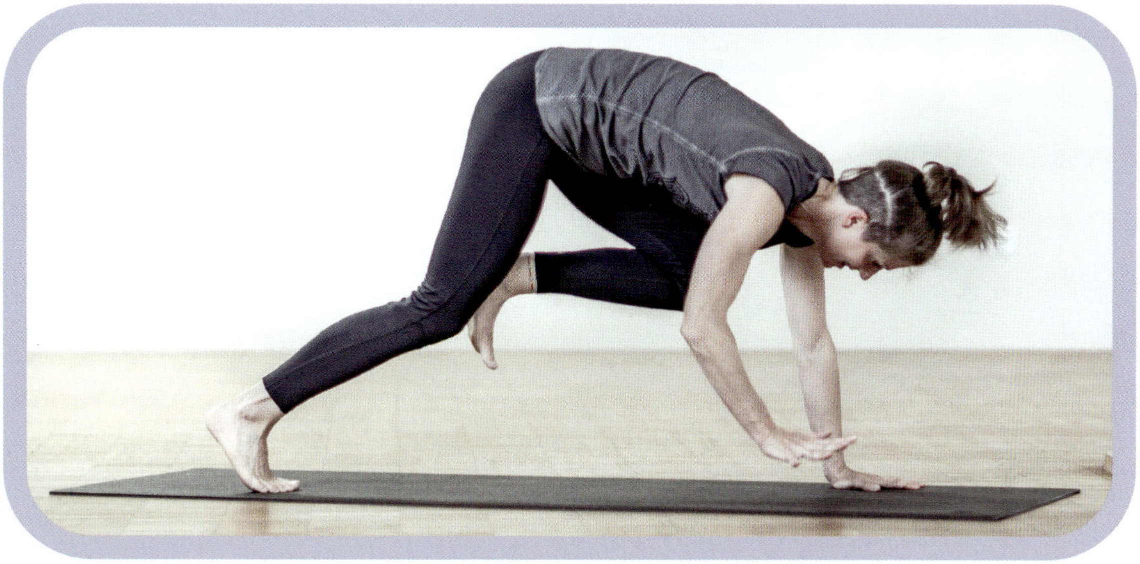

Sprinter – Phase 2 (Rebound-Effekt)

1. Es folgt eine zweite Runde des Sprinters (siehe Seite 36).
2. Für noch mehr Dynamik und Herausforderung kannst du zusätzlich wechselseitig eine Hand vom Boden heben.

Effekt

Als Gegenpol zur statischen Verlängerung der Faszien (durch Dehnen und Halten) lädt diese Übung die Faszien wieder mit dynamischen Impulsen auf. So entsteht einerseits die für die nächste Dehnung notwendige Wärme, andererseits passen sich die Faszienzüge an die elastische Herausforderung an: Elastische Fasern lagern sich ein. Dies ist wichtig, um gerade bei hoher Flexibilität stabil zu bleiben.

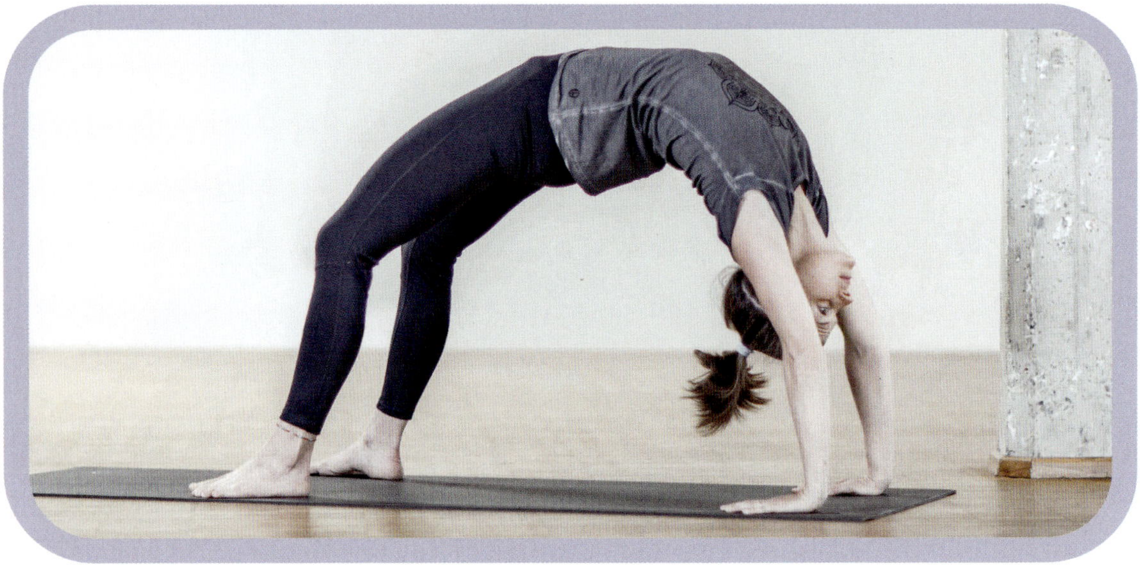

Rückbeuge: Brücke (Urdhva Dhanurasana) – Phase 2 (Creeping-Effekt)

Für die zweite Runde der Rückbeuge kannst du die Dehnung weiter intensivieren.

1. Lege dich dazu flach auf den Rücken. Setze deine Hände neben deine Schultern (Finger Richtung Schulter, Handwurzel Richtung Ohren) und stelle deine Füße vor dem Gesäß auf. Achte dabei darauf, dass deine Füße annähernd parallel stehen und die Finger gespreizt sind.
2. Hebe dann einatmend zuerst dein Becken nach oben und drücke anschließend mithilfe der Arme auch den Oberkörper nach oben. Während die Dehnung an der Vorderseite deines Körpers intensiv zu spüren ist, lässt du deinen Atem für etwa fünf Atemzüge tiefer und langsamer werden.

Effekt

Die Brücke dehnt die Körpervorderseite, also den frontalen Faszienzug, noch intensiver als der Bogen. Durch die veränderte Armposition nach oben und hinten verläuft die Spannung über eine noch längere Bahn. Somit ist die Brücke eine optimale Dehnung für Flexibilität in der Rückbeuge.

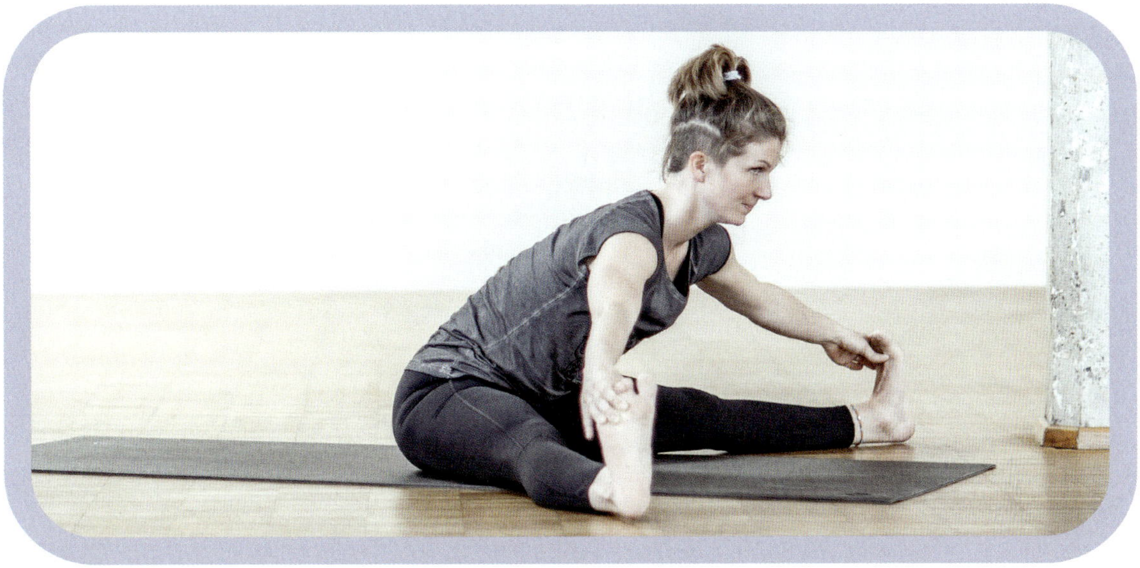

Vorbeuge (Upavistha Konasana) – Phase 2 (Creeping-Effekt)

Nach der Dehnung des vorderen Faszienzuges wechseln wir direkt zur Dehnung des hinteren Faszienzuges.

1. Setze dich wieder auf den Boden. Spreize deine gestreckten Beine weit auseinander und senke den Oberkörper möglichst gestreckt nach vorn Richtung Boden. Die Hände greifen die Fußaußenkanten, sodass du dich noch weiter nach vorn und unten ziehen kannst, aber ohne Gewalt.
2. Verweile in dieser Dehnung für etwa fünf tiefe Atemzüge.

Effekt

Im Vergleich zur Vorbeuge der vorherigen Übungsgruppe sind nun die Beine geöffnet. Wieder wird der dorsale Faszienzug unter Spannung gesetzt, doch wegen der veränderten Beinposition aus einem etwas anderen Winkel. So können wir unsere Flexibilität umfassend entwickeln.

Weitere Runden

Nach genau diesem Prinzip kannst du noch weitere Runden anschließen. Stets folgen dabei auf eine dynamische Übung zwei Dehnhaltungen [eine Rückbeuge, eine Vorbeuge]. Die dynamische Übung lädt die Faszien mit Energie auf, die erste Dehnhaltung verlängert den Faszienzug an der Vorderseite, die zweite Dehnhaltung den Faszienzug an der Rückseite des Körpers.

Wenn du in jeder Runde die Übungen ein wenig variierst, wird das myofasziale System aus immer wieder neuen Winkeln angeregt. Das ist optimal, um den Rebound- und den Creeping-Effekt wiederholt auszulösen.

Diese Praxis ist durchaus fordernd. Sicher wirst du dabei ins Schwitzen kommen. Daher solltest du die Übungsfolge mit einer ausgiebigen Entspannung abschließen. Dies hilft nicht nur bei der Erholung des Herz-Kreislauf-Systems, sondern – über das Deaktivieren der Myofibroblasten, also der das Fasziennetz verhärtenden Zellen – auch mehr Flexibilität zu schaffen.

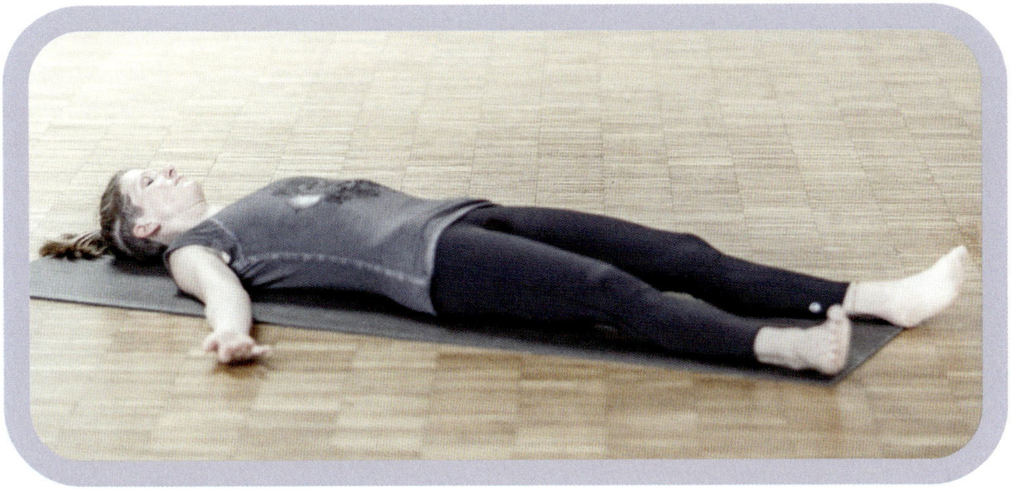

Shavasana

1. In der klassischen Form der Entspannungshaltung, Shavasana, liegst du auf dem Rücken. Spreize die Arme etwas vom Körper ab, die Handflächen zeigen nach oben. Deine Füße liegen etwa 20 Zentimeter auseinander und fallen ganz locker nach außen. Wenn diese Position für dich unangenehm ist, wähle eine für dich passende Entspannungsstellung. Diese sollte für dich so komfortabel sein, dass du 10 bis 20 Minuten reglos so verharren kannst. Probiere hier gern aus, was für dich am besten funktioniert. So werden beispielsweise auch die Bauchlage oder sogar ein seitliches Liegen von vielen Yogis als angenehm empfunden. Wer Probleme im unteren Rücken hat, kann die Unterschenkel auf ein Kissen oder einen Stuhl legen.
2. Schließe deine Augen und erlaube deinem Atem, immer flacher zu werden. Vielleicht spürst du deinen Herzschlag, der allmählich ruhiger wird. Wenn du geschwitzt hast, trocknet nun der Schweiß langsam auf deiner Haut und hinterlässt ein sanftes Kribbeln. Verweile in der Entspannung, bis du dich völlig ruhig fühlst.

Effekt

Die Entspannung ist ein wichtiger Teil jeder Yogapraxis und sollte keinesfalls weggelassen werden. Auf unser Fasziensystem bezogen hilft die einkehrende Ruhe den Myofibroblasten, die von ihnen gebundenen Kollagenfasern wieder zu lösen. Das gesamte myofasziale Netz wird so weicher – und unser Körper insgesamt flexibler. So fördert auch Entspannung deine körperliche Flexibilität.

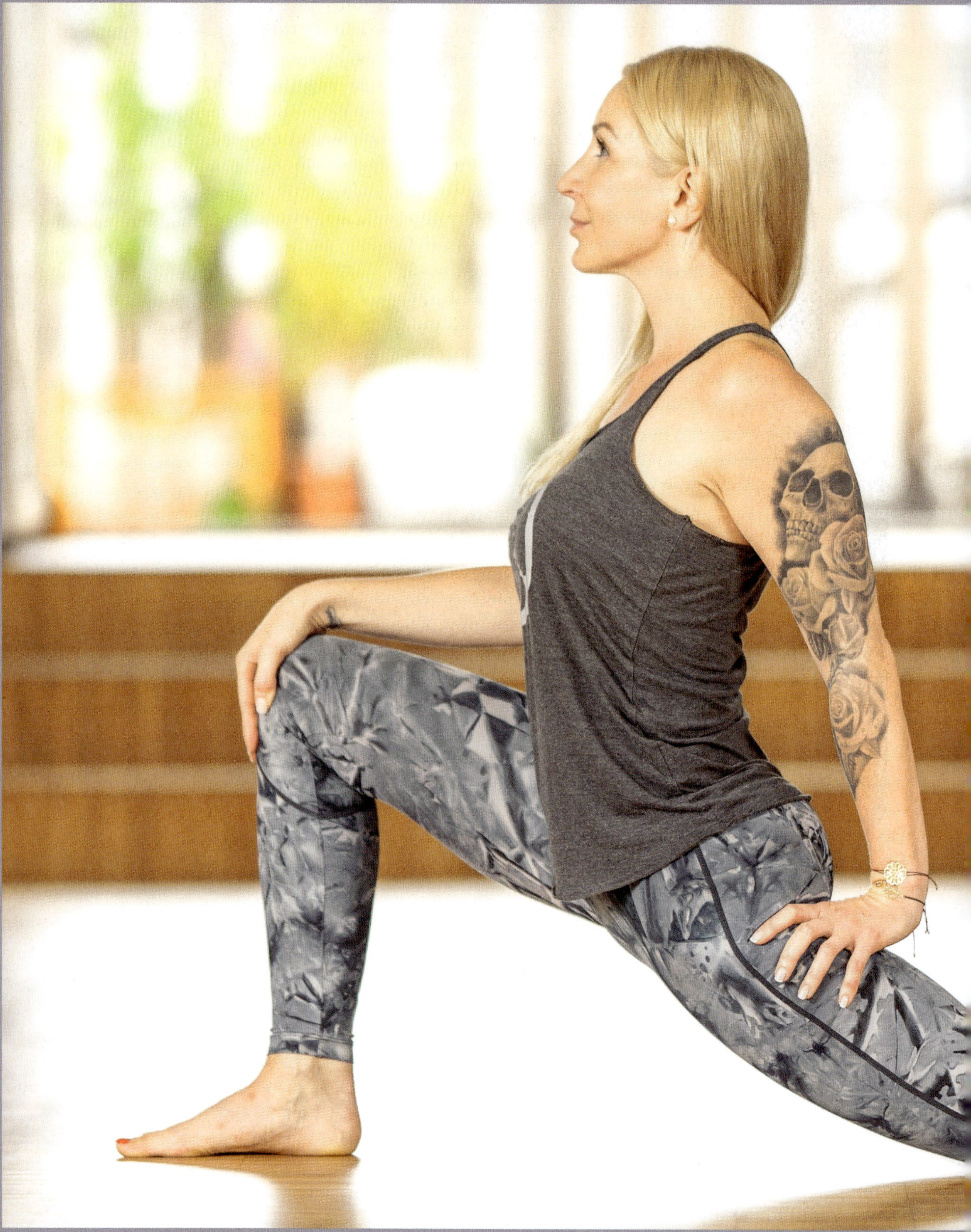

Übungen für die frontale und dorsale Faszie

Von oben nach unten sind sowohl die Körpervorderseite wie auch die Rückseite durch lange Faszienzüge miteinander verbunden. Die Balance dieser Züge hält uns einerseits aufrecht, andererseits gibt sie uns einen harmonischen Bewegungsraum. Du lernst im Folgenden, die Dehnung in diesen Faszienzügen gezielt auszugleichen und Flexibilität mit Elastizität und Kraft in Einklang zu bringen.

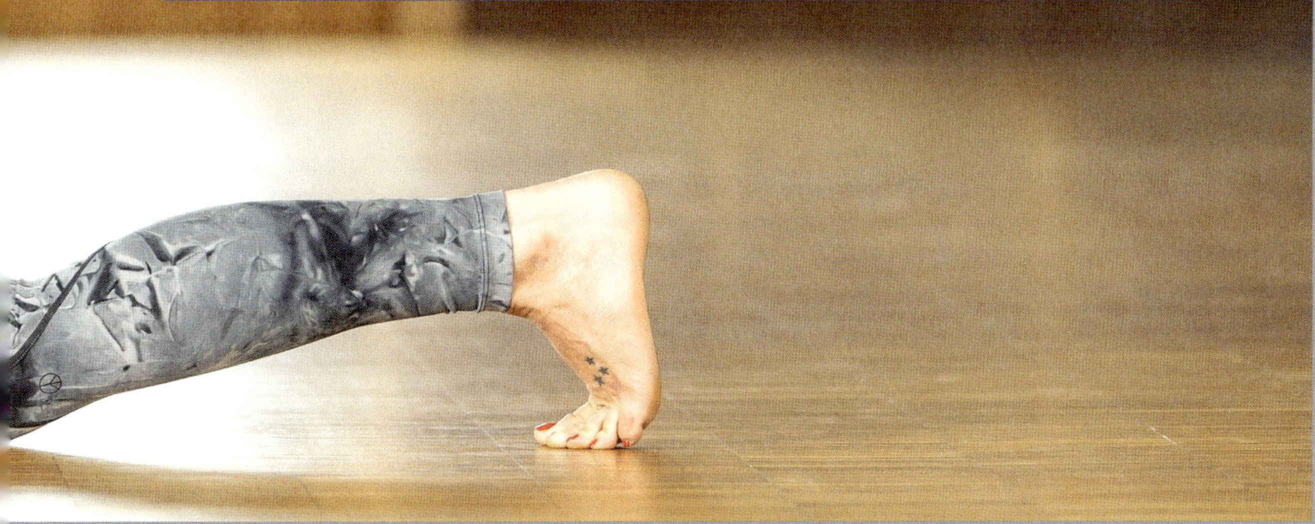

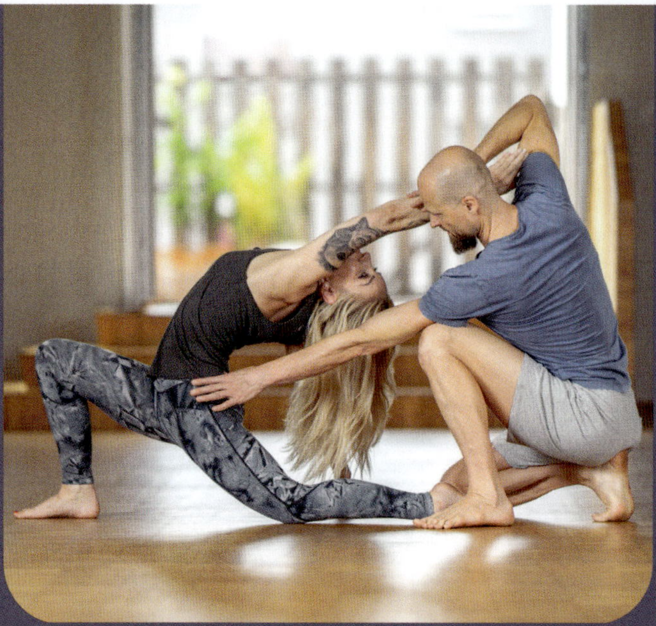

Mehr Flexibilität durch Dehnung der frontalen Faszie

Mit den folgenden Tricks wird deine Rückbeuge leichter und gleichzeitig intensiver. Nutze dafür die tiefen und die oberflächlichen vorderen Faszienzüge.

Wie ein großes Netz

Die Fasern unseres Fasziensystems durchdringen den gesamten Körper. Sie geben den Zellen ihren Halt, verbinden sie miteinander und übertragen mechanische Reize. Dieses Netz ist so dicht gewebt, dass es die Kontur jedes einzelnen Organs oder Gewebes abbildet. Es macht etwa 20 bis 25 Prozent unseres Körpergewichts aus.

Würden wir Körperzellen, alle Flüssigkeit und Mineralien aus dem Körper entfernen und nur die Fasern des Fasziensystems beibehalten, sähen wir immer noch annähernd gleich aus. Lediglich die Funktion der Zellen selbst würde fehlen. Selbst die Knochen sind mit Faszienfasern umhüllt und davon durchdrungen. Lediglich die Festigkeit würde fehlen. Wir würden uns ein wenig anfühlen wie ein Stofftier.

Lebendiger, als es scheint

Das Fasziennetz ist dabei keineswegs so passiv, wie es auf den ersten Blick scheint. Bindegewebszellen (Fibroblasten) reagieren auf mechanische Beanspruchung. Sie geben dann molekulare Bausteine, die Kollagenfasern, ab.

Diese Kollagenfasern sind schwach elektrisch geladen. Bei der mechanischen Beanspruchung entsteht ebenfalls ein geringes elektrisches Potenzial. Dadurch heften sich die Kollagenfasern im extrazellulären Raum analog zur Belastungsrichtung aneinander.

So bilden sich entsprechend der Hauptbelastungsrichtung stärker ausgeprägte Faszienzüge. Sie übertragen die auf sie einwirkende Kraft durch den gesamten Körper.

Der frontale Faszienzug

Eine Hauptverbindung der Faszien verläuft über die ganze Länge der Körpervorderseite. Beginnend am Fußrücken, ziehen die Faszienzüge unter anderem über den vorderen Schienbeinmuskel (*Musculus tibialis anterior*) nach oben, dort an der Kniescheibe vorbei (parapatellare Fasern) und weiter über den geraden Oberschenkelmuskel (*Musculus rectus femoris*).

Das Becken fungiert als Hebel. Die Kraft, die am vorderen, oberen Darmbeinstachel [*Spina iliaca anterior superior*] ankommt, wird über das Becken auf die vorderen Äste des Schambeins [*Os pubis*] geleitet.

Von dort zieht die frontale Faszie über den geraden Bauchmuskel [*Musculus rectus abdominis*] weiter nach oben und setzt sich über das Brustbein fort, hier in Form der Brustbeinfaszie [Sternalfaszie] oder dem beim Menschen nur rudimentär vorhandenen Brustbeinmuskel [*Musculus sternalis*].

Auch in der Halsregion geht der Faser- und Kraftverlauf weiter. Hier spalten sich jedoch die beiden Züge auf und ziehen links und rechts zum Warzenfortsatz am Hinterkopf [*Processus mastoideus*]. Die Faszie läuft also entlang einem Muskel mit ziemlich langem Namen: Dem Brustbein-Schlüsselbein-Warzenfortsatz-Muskel [*Musculus sternocleidomastoideus*]. Der Kopf streckt sich zwischen diesen beiden Muskel-Faszien-Ästen nach vorn.

Dopplung am Hüftbereich – tiefster Faszienzug

Der Hüftbereich ist besonders spannend, denn hier zieht an der Vorderseite des Körpers nicht nur der beschriebene vordere Längszug [frontale Faszie] nach oben, sondern zusätzlich eine tiefere Schicht. Der Lenden-Darmbein-Muskel [*Musculus iliopsoas*] und das Darmbein-Oberschenkel-Band [*Ligamentum iliofemorale*] definieren diesen tieferen Faszienzug.

Der weitere Verlauf dieses Faszienzuges führt nach oben vorn an die Wirbelsäule. Der quadratische Lendenmuskel [*Musculus quadratus lumborum*] und die Zwerchfellschenkel [*Crus diaphragmatica*] führen tief ins Innere des Körpers. Damit ist die Dopplung der frontalen Hüftfaszie Teil einer tiefen, direkt mit dem Atem verbundenen gegenläufigen Helix [siehe auch ab Seite 122].

Auch nach unten setzt sich diese Doppelung der frontalen Faszie fort. Wieder verlässt sie den Verlauf vorn am Körper. Die Adduktoren [Muskeln zum Heranziehen] des Beines [*Musculus pectineus, Musculus adductor brevis, Musculus adductor longus*] führen die Faszie tief nach innen. Von dort wickelt sich der Faszienzug als Teil des gegenläufig helikalen Systems um das Bein [siehe auch ab Seite 158].

Was wollen wir dehnen?

Um unsere Flexibilität in der Rückbeuge zu verbessern, sind zwei Aspekte besonders interessant:

- **Vorderseite der Hüfte dehnen:** Zum einen sollten wir die Flexibilität über das Hüftgelenk ganz besonders entwickeln, denn hier verlaufen zwei vordere Faszienzüge. Aus diesem Grund ist die Flexibilität an dieser Stelle oft besonders eingeschränkt. Einige Übungen, die einen besonderen Fokus auf die Hüftvorderseite legen, sind daher für die Ausübung der Rückbeuge hilfreich.

- **Tiefer Faszienzug – Dehnung zentrieren:** Zum anderen sollten wir beide Faszienzüge in die Rückbeuge integrieren. Um das tiefer verlaufende Netz auf Spannung zu bringen, zentrieren wir die Dehnung zunächst an der Vorderseite des Hüftgelenkes. Da das Darmbein-Oberschenkel-Band [*Ligamentum iliofemorale*] eines der rigidesten Bänder des menschlichen Körpers ist, benötigt dessen Dehnung besonders viel Geduld.

- **Oberflächlicher Faszienzug – Dehnung verteilen:** Der weiter an der Oberfläche verlaufende Faszienzug zieht sich hingegen über die ganze Länge der Körpervorderseite. Hier können wir also in der Rückbeuge die Spannung über die ganze Körpervorderseite verteilen. Wenn das gelingt, entsteht das Gefühl von Weite und wir sinken tiefer in die Rückbeuge.

Übungsstrecke

Systematisch üben wir nun einige Rückbeugen jeweils in zwei Ausführungen. Zuerst mit einer Zentrierung der Dehnung an der Vorderseite des Hüftgelenks, dann mit einem Verteilen über die ganze Länge des oberflächlicheren vorderen Faszienzuges.

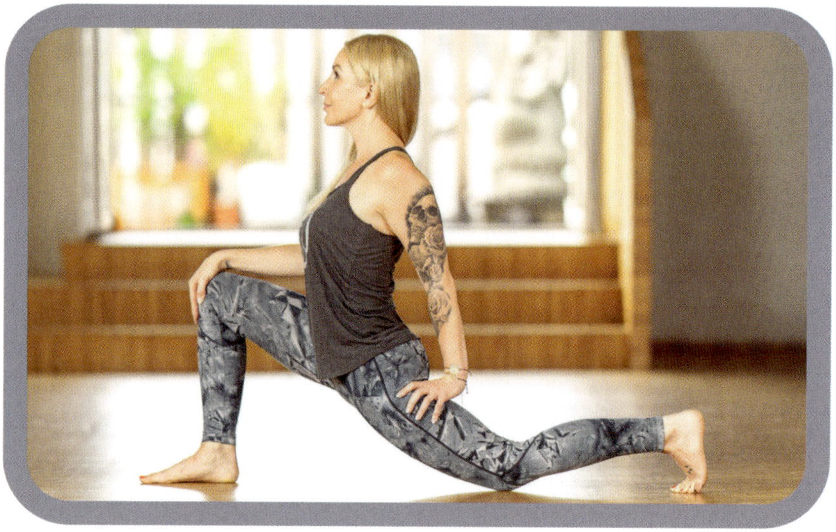

Anjaneyasana – Dehnung an der Hüftvorderseite zentrieren

1. Komme in den Vierfüßlerstand auf den Boden. Setze deinen rechten Fuß innen neben deine rechte Hand und richte den Oberkörper auf. Die Zehen des linken Fußes bleiben oder werden aufgestellt. Dieser Ausfallschritt mit abgelegtem hinterem Knie wird im Yoga oft Anjaneyasana genannt.
2. Zentriere die Dehnung direkt an die Vorderseite deines linken Hüftgelenks. Hebe die linke Ferse an, sodass du auf dem Fußballen stehst, und senke dein Kinn. Beides nimmt Spannung aus dem oberflächlicheren frontalen Faszienzug.
3. Platziere deine rechte Hand auf dem Knie, die linke Hand hinter dem Gesäß auf dem hinteren Oberschenkel. Drücke dich mit der rechten Hand ab, um dich weiter aufzurichten, während du mit der linken Hand dein Becken nach unten und vorn schiebst. So kannst du eine Dehnung direkt an der Vorderseite deiner Hüfte spüren. Verbleibe hier für etwa fünf ruhige Atemzüge und wechsle dann die Seite.

Effekt

Diese Übung dehnt gezielt den tiefsten Faszienzug an der Vorderseite des Hüftgelenkes. Insbesondere den Hüftbeuger [*Musculus iliopsoas*] und das Darmbein-Oberschenkel-Band [*Ligamentum iliofemorale*].

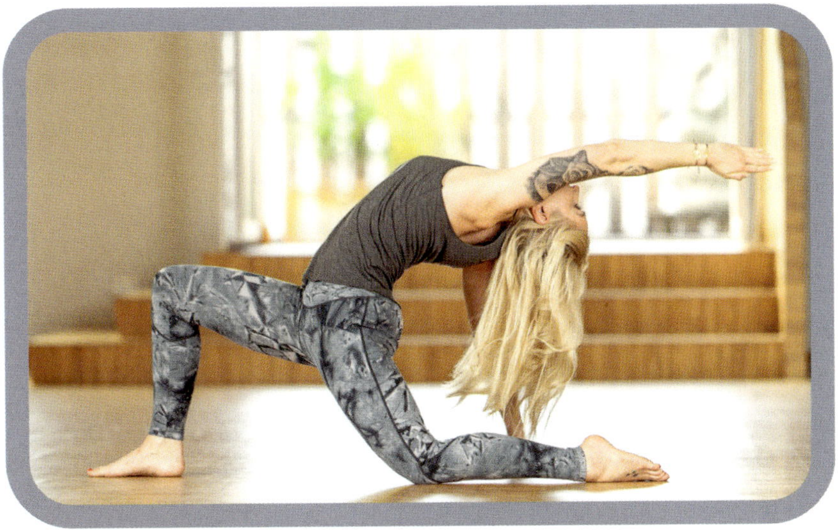

Anjaneyasana – Dehnung über die Länge verteilen

1. Komme aus dem Vierfüßlerstand in den Ausfallschritt mit abgelegtem hinterem Knie. Diesmal liegt der hintere Fußrücken auf dem Boden. Schon diese veränderte Fußstellung bringt Zug auf den oberflächlicher verlaufenden frontalen Faszienzug.
2. Hebe deine Arme weit nach oben und beuge dich mit dem Oberkörper entspannt nach hinten. Dabei spürst du die Dehnung auch entlang der Oberkörpervorderseite. Vor dem Hüftgelenk selbst ist der Zug nur mäßig.
3. Verweile einige ruhige Atemzüge in dieser Dehnung, bevor du die Seite wechselst.

Effekt

Diese Dehnhaltung bringt den oberflächlicher liegenden frontalen Faszienzug auf Spannung. Dadurch kannst du mehr Gesamtflexibilität entwickeln und gleichsam die entstehende Weite genießen.

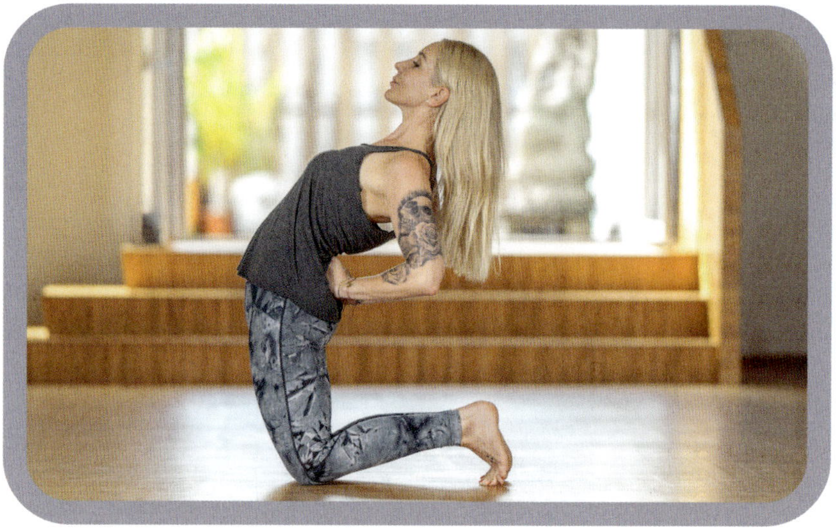

Kamel (Ushtrasana) – Dehnung an der Hüftvorderseite zentrieren

Das gleiche Prinzip kannst du im Kamel, also in einer knienden Rückbeuge, anwenden.

1. Komme in den hohen Kniestand. Um von Anfang an die Spannung aus dem oberflächlicheren frontalen Faszienzug herauszunehmen, hebe deinen Kopf und stelle die Zehen auf.
2. Stemme die Fäuste von hinten gegen dein Kreuzbein und schiebe so dein Becken nach vorn. Wieder kommt die Dehnung an der Vorderseite des Hüftgelenks an. Verweile in dieser Haltung für etwa fünf bis zehn ruhige Atemzüge.

Effekt

Nach der vorherigen Dehnung zuerst der einen, dann der anderen Hüftseite ist dein Körper optimal vorbereitet, nun beide Seiten gleichzeitig zu dehnen. Die Vorbereitung ist sinnvoll, um einen besonderen Fokus auf die Dehnung an der Vorderseite des Hüftgelenks zu erreichen.

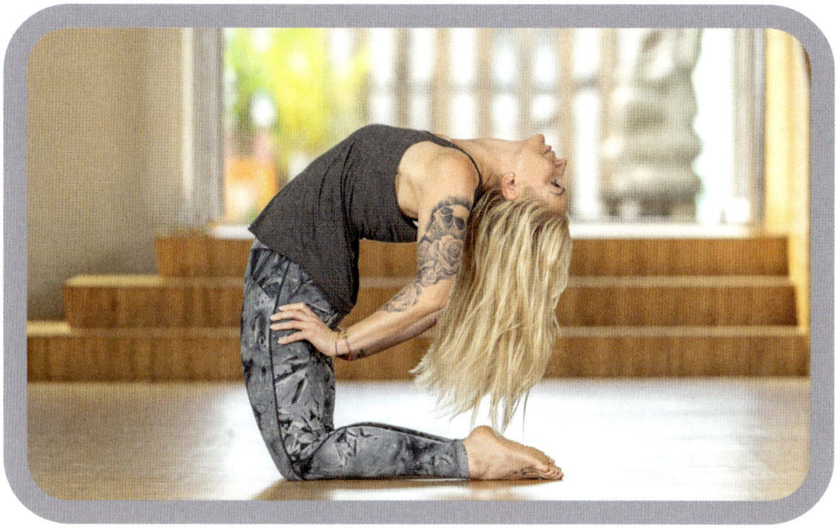

Kamel (Ushtrasana) – Dehnung über die Länge verteilen

Um im Kamel den oberflächlicheren frontalen Faszienzug auf Dehnspannung zu bringen, verändere die Haltung minimal.

1. Lege deine Fußrücken auf dem Boden ab. Die oberflächlichere frontale Faszie zieht vorn über den Fußrücken und das Schienbein und kommt so schon auf Spannung.
2. Stütze deine Hände unterhalb des Gesäßes ab und schiebe die Körpermitte nach vorn und außen. Dein Becken kippt also leicht in eine Innenrotation. Dies reduziert die Spannung im tiefsten Faszienzug.
3. Lass deinen Herzraum weit werden und deinen Kopf locker nach hinten herabhängen. Genieße die sich weit aufspannende Dehnung für fünf bis zehn ruhige Atemzüge.

Effekt

Nach der zuvor beschriebenen Vorbereitung durch die Dehnung der tiefsten Faszie wirkt das Verteilen auf die oberflächlichere Faszie wie eine Befreiung. Die Spannung verteilt sich über die gesamte Vorderseite des Körpers. So sinkst du tiefer in die Rückbeuge hinein.

Rad (Urdhva Dhanurasana) – Dehnung an der Hüftvorderseite zentrieren

Noch einen Schritt weiter gehen wir mit diesen beiden Arten der Rückbeuge im Rad, auch Brücke genannt, oder Urdhva Dhanurasana.

1. Lege dich rücklings auf den Boden. Winkle die Beine an und stelle deine Füße dicht ans Gesäß. Winkele die Ellenbogen an, sodass die Unterarme senkrecht nach oben weisen.
2. Um die Dehnung an die Vorderseite der Hüfte, also in die tiefe Faszie, zu zentrieren, drücke deine Fersen und die Lendenwirbelsäule fest in den Boden. Ziehe dabei deinen Bauch aktiv nach innen.
3. Rolle dich nun langsam, Wirbel für Wirbel, am Kreuzbein beginnend nach oben in die Schulterbrücke. Hier kannst du für einige Atemzüge verweilen.
4. Wenn du noch stärker in die Rückbeuge kommen möchtest, setze deine Hände neben deinen Ohren auf. Platziere dabei die Hände so, dass die Finger etwas nach innen, Richtung Ohren, weisen. Stemme dich mit den Armen vom Boden ab. Dies ist die korrekte Version von Urdhva Dhanurasana. Die Dehnung ist bewusst an der Vorderseite der Hüfte.

Effekt

Bei dieser Ausführung von Urdhva Dhanurasana wird die Lendenwirbelsäule nicht stark gebeugt. Gerade wenn du eher flexibel bist, kultivierst du so Stabilität. Die Dornfortsätze der Lendenwirbel behalten Abstand zueinander.

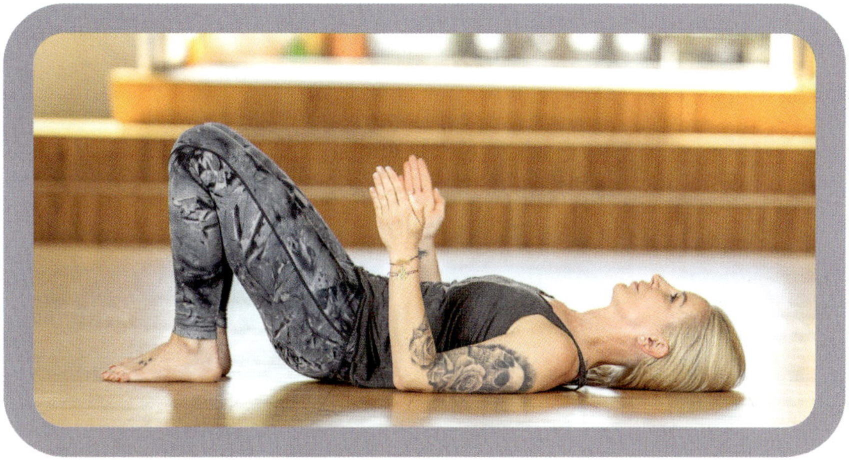

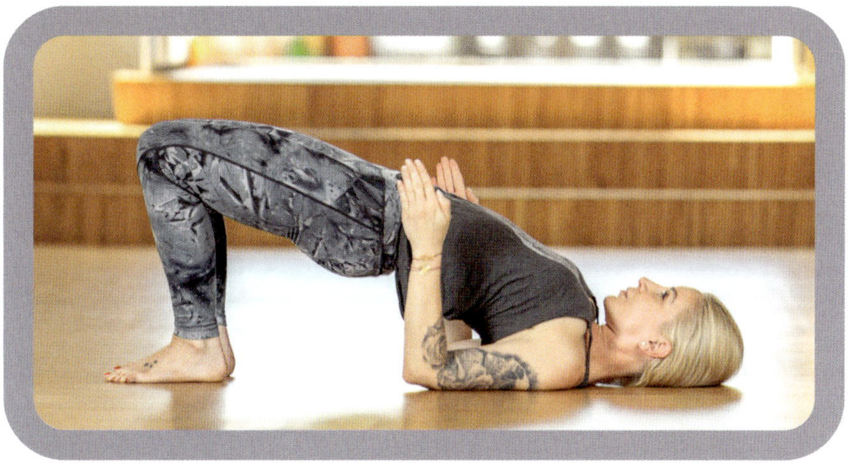

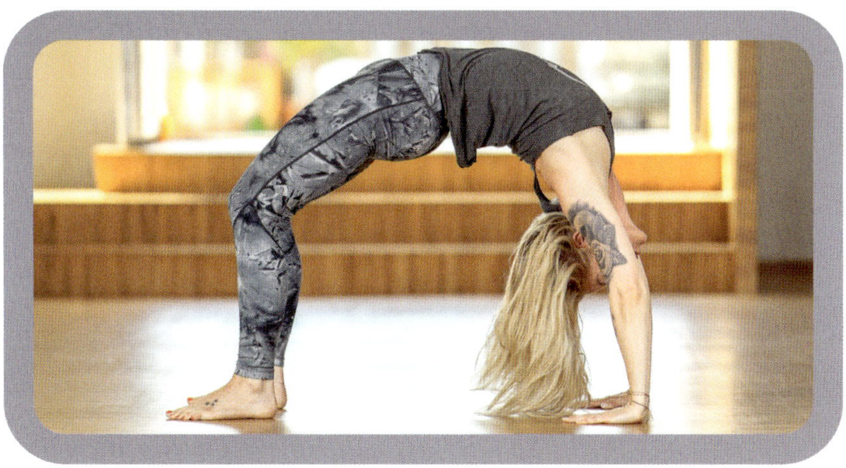

Rad (Urdhva Dhanurasana) – Dehnung über die Länge verteilen

Die folgende etwas abgewandelte Ausführung verteilt die Dehnung über die gesamte Körpervorderseite.

1. Kippe hier bereits am Boden liegend dein Becken nach vorn und ziehe die Schulterblätter nach unten Richtung Becken. Deine Sitzhöcker mitsamt Iliosakralgelenk (Kreuzbein-Darmbein-Gelenk) weiten sich und dein Rücken geht jetzt bereits in eine Rückbeuge. Durch das Vorkippen des Beckens schwindet der Zug aus der tiefsten Faszie an der Hüftvorderseite.
2. Hebe die Fersen, sodass du auf den Fußballen stehst. Das bringt Spannung in die oberflächlichere frontale Faszie. Nun hebe deinen bereits in der Rückbeuge (Hohlkreuz) befindlichen Rücken als Ganzes nach oben. Hier kannst du für einige Atemzüge verweilen. Spüre bewusst, wie die Dehnung nun nicht nur vorn an der Hüfte, sondern vielmehr über einen großen Zug verteilt ist.
3. Stelle deine Hände neben den Ohren auf, die Finger weisen aber diesmal nicht leicht nach innen, sondern etwas schräg nach außen. Stemme dich mit den Armen vom Boden ab und weite deinen Herzraum. Genieße diese weit geöffnete Rückbeuge für fünf bis zehn tiefe Atemzüge.

Effekt

Weniger flexiblen Menschen verhilft diese Übung zu mehr Weite. Die tiefste Faszie verliert etwas an Spannung, der oberflächlichere frontale Faszienzug wird über seine ganze Länge gedehnt.

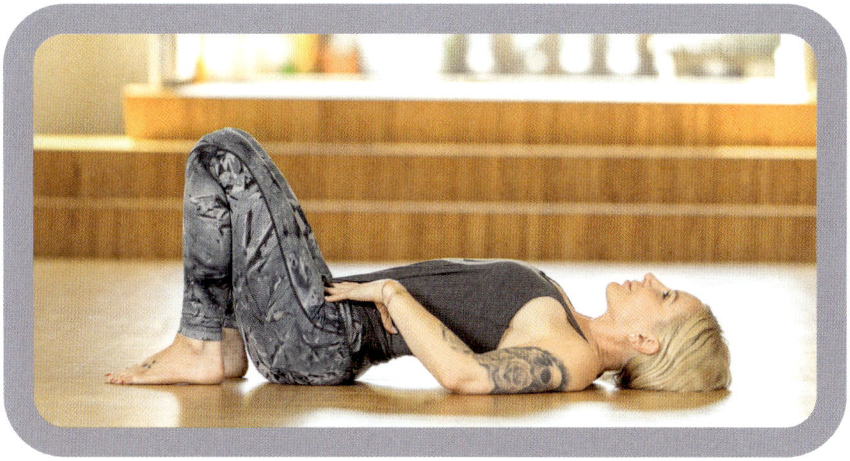

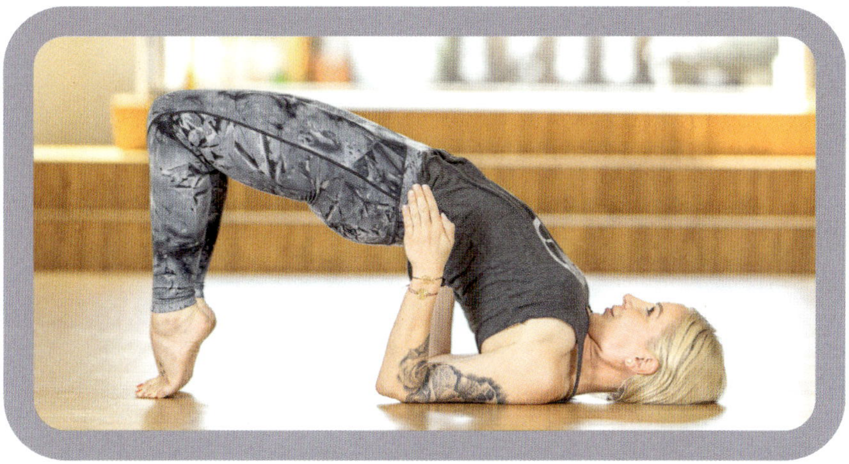

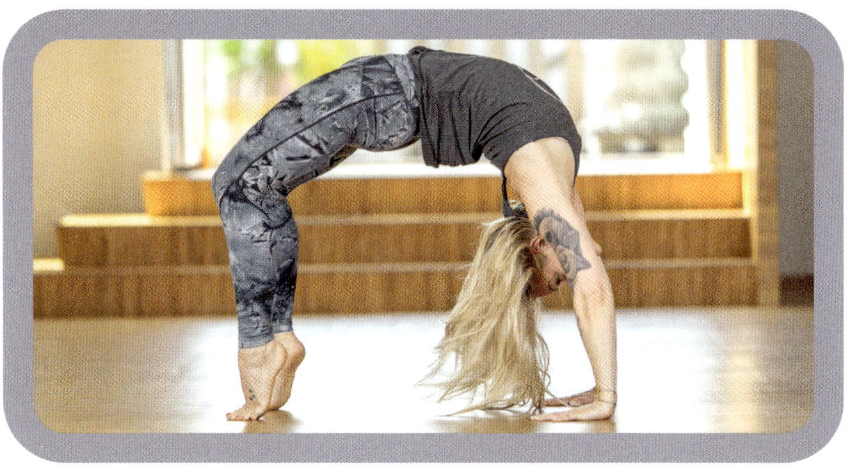

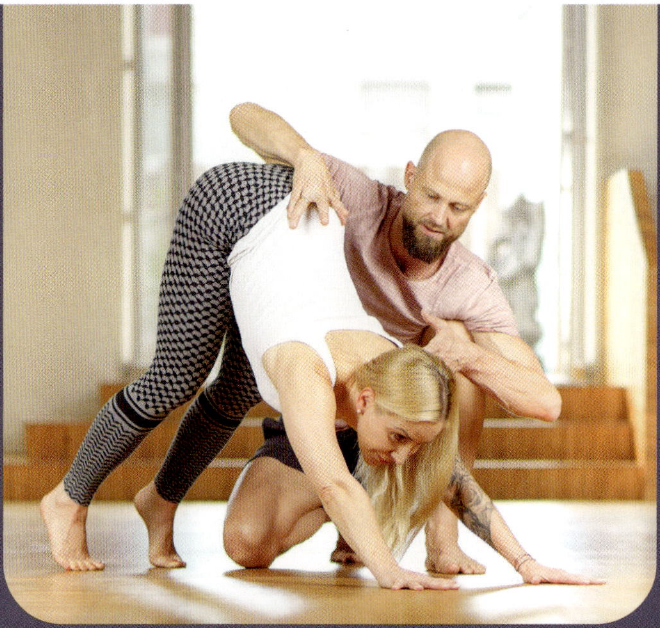

Keine Rückenbeschwerden mehr durch Dehnung der dorsalen Faszie

Der Teufel steckt im Detail. Ob sich Rückenschmerzen durch Yoga verbessern oder verschlechtern, liegt an deinem Umgang mit der dorsalen Faszie.

Der dorsale Faszienzug

An der Fußsohle (Plantaraponeurose) beginnt eine Hauptbahn des Fasziennetzes der Körperrückseite. Am Fersenbein (*Calcaneus*) ändert sie die Richtung nach oben. Von hier aus zieht die Achillessehne in die Wadenmuskulatur (*Musculus gastrocnemius*). Im Bereich der Kniekehle verhakt sich der Zug mit der Muskulatur der Oberschenkelrückseite (ischiocrurale Muskulatur). Die Kraft überträgt sich so weiter nach oben. Auf diese Weise kommt der dorsale Faszienzug an den Sitzhöckern (*Tuber ischiadicum*) an. Über ein Band (*Ligamentum sacrotuberale*) wird die Kraft auf den geraden Rückenstrecker (*Musculus erector spinae*) übertragen. Ohne Unterbrechung führt der Faszienzug weiter über den Nacken, den Hinterkopf und den Oberkopf bis zu den Augenbrauen. Dieser dorsale Faszienzug erfährt bei Vorbeugen eine Dehnung. Je nachdem, wie wir die Vorbeuge ausführen, verteilt sich der Zug sehr unterschiedlich in diesem langen Faszienverlauf.

Wie ein Gummiband

Für eine gesunde Beweglichkeit ist es sinnvoll, die Flexibilität des dorsalen Faszienzuges gleichmäßig zu entwickeln. Wenn wir eine Vorbeuge immer auf die gleiche Weise ausführen, wird immer nur der gleiche Bereich gedehnt. Stellen wir uns den dorsalen Faszienzug wie ein langes Gummiband vor. Hat dieses Gummiband unterschiedlich dicke und dünne Bereiche, so geschieht die Dehnung zuerst an der dünnsten Stelle. Durch wiederholtes beliebiges Dehnen wird diese dünnste Stelle mit der Zeit immer flexibler, während an den dickeren Stellen kaum Dehnung ankommt und diese daher auch nicht flexibler werden. Allmählich entwickelt sich auf diese Weise eine Disbalance. Während Bereiche des dorsalen Faszienzuges relativ rigide bleiben, leiern andere, bildlich gesprochen, aus. Typische Beschwerden sind Schmerzen in den festeren Bereichen. Die Lendenwirbelsäule ist hiervon häufig betroffen. Außerdem entstehen am Übergang zwischen sehr weichen und festeren Bereichen oft Entzündungen, bei Yogapraktizierenden meist an den Beinrückseiten.

Übungsstrecke

Mit der richtigen Technik können wir jedoch die Dehnung gezielt in die unterschiedlichen Bereiche unserer dorsalen Faszie lenken und so gezielt Flexibilität in den festeren Bereichen fördern und den dorsalen Faszienzug als Ganzes harmonisieren.

Vorbereiten der dorsalen Faszie

1. Lass dich auf einen kleinen Test ein: Nimm dir einen Tennisball, einen Igel- oder Massageball oder einen speziellen Faszienball. Stelle dich hinter diesen Ball und lege die rechte Fußsohle darauf. Rolle den Ball mit leichtem Druck der Fußsohle auf dem Boden vor und zurück. Du wirst spüren, wie die Fußsohle nach einigem Ausrollen allmählich weicher wird.
2. Beuge dich dann aus dem Stand nach vorn. Du solltest dich nun auf der gesamten rechten Seite flexibler fühlen.
3. Wiederhole die Übung mit der linken Fußsohle. Bei der anschließenden Vorbeuge sollte diese Asymmetrie wieder ausgeglichen sein.

Effekt

Das Rollen des Balles unter der Fußsohle (Plantaraponeurose) bringt Bewegung und Wärme in die Faszie der Fußsohle. Dadurch gleiten die Kollagenfasern dort bei Zug besser aneinander vorbei. Da die Plantaraponeurose Teil des dorsalen Faszienzuges ist, vermindert sich der Zug auf der gesamten Seite. Diese kleine Vorübung ist ein idealer Einstieg in weitere Dehnungen des dorsalen Faszienzuges.

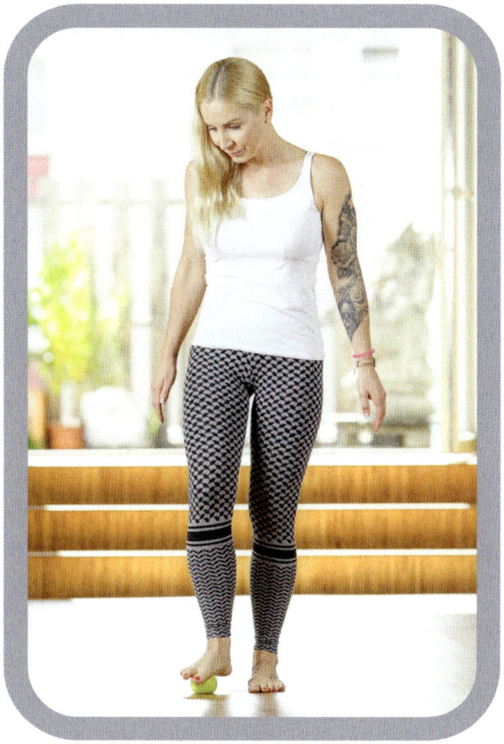

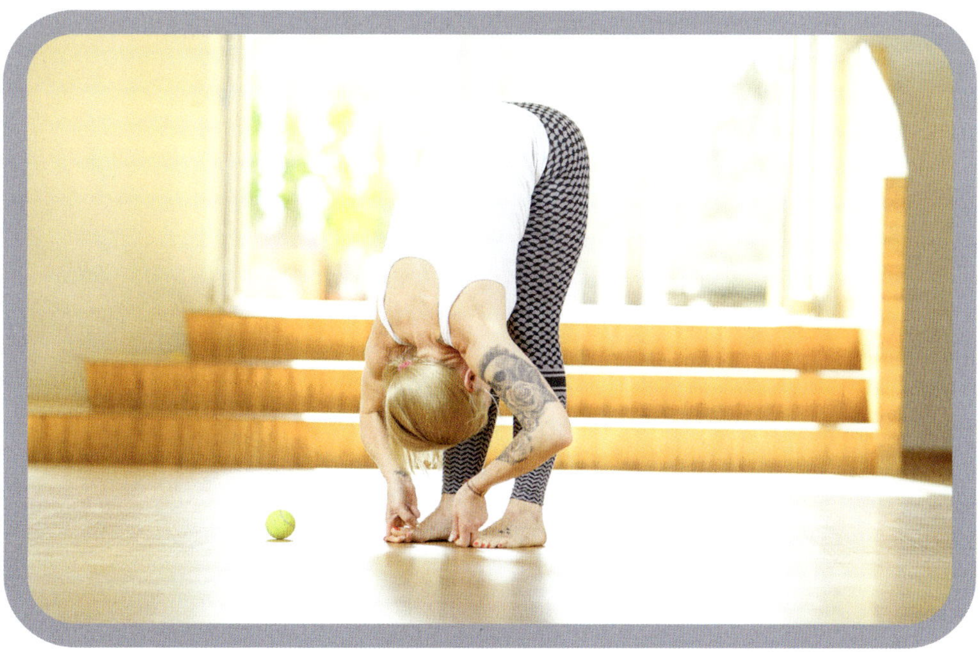

Vorbeuge im Sitzen (Pashchimottanasana) – Dehnung der Beinrückseiten

1. Setze dich mit nach vorn ausgestreckten Beinen auf den Boden. Fasse mit einer, dann der anderen Hand von hinten unter die Sitzhöcker und ziehe diesen diagonal nach hinten und außen. So erhält die Wirbelsäule im Langsitz auf dem Boden ihre natürliche Krümmung zurück.
2. Beuge deine Knie etwas und strecke die Füße nach vorn. Hebe den Blick schräg nach oben und weite bewusst deinen Brustkorb. Greife dann mit gestreckten Armen zu deinen Füßen. Kippe dein Becken immer weiter nach vorn, indem du deine Sitzhöcker nach hinten außen schiebst, während dein Oberkörper nach vorn sinkt.
3. Während du weiter in die Vorbeuge sinkst, lass die Einatmung vor allem die Vorderseite deines Oberkörpers weiten. Ziehe mit der Ausatmung die Oberkörperrückseite aktiv nach innen. Du spürst nun die Dehnung sehr gezielt in den Rückseiten der Oberschenkel. Der Bereich der dorsalen Faszie im Rücken hingegen ist eher aktiv. Verweile in der Dehnung für etwa zehn lange, tiefe Atemzüge.

Effekt

Vor allem die Rückseiten der Oberschenkel sind bei vielen Menschen verkürzt. Die Folge ist ein konstanter Zug auf die Sitzhöcker. Damit verliert das Becken sein weiches Schwingen. In der Folge entstehen oft Beschwerden im Bereich des Iliosakralgelenks, also zwischen den Beckenschaufeln und unterhalb der Wirbelsäule. Mit dieser Art der Dehnung sorgst du für Weichheit in genau diesem Bereich. So kann sich das natürliche Gleichgewicht einstellen und die Beschwerden können sich allmählich vermindern.

Kontraindikation

Diese Art der Vorbeuge solltest du nicht ausführen, wenn die Faszie in der Lendenwirbelsäule relativ zu den Beinrückseiten der festere Abschnitt ist (siehe nächste Übung).

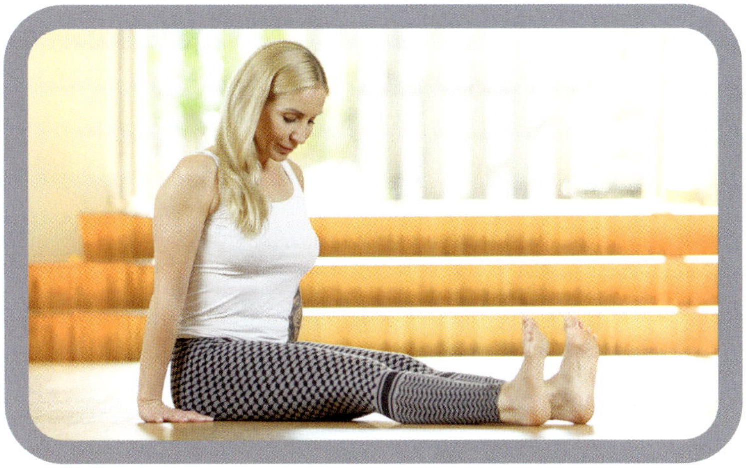

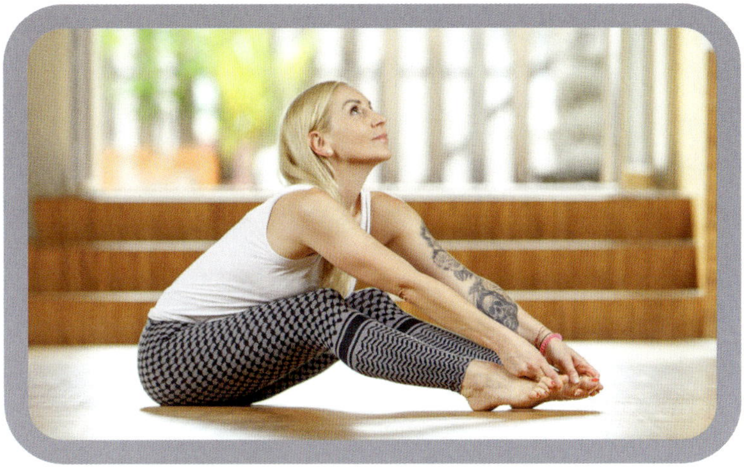

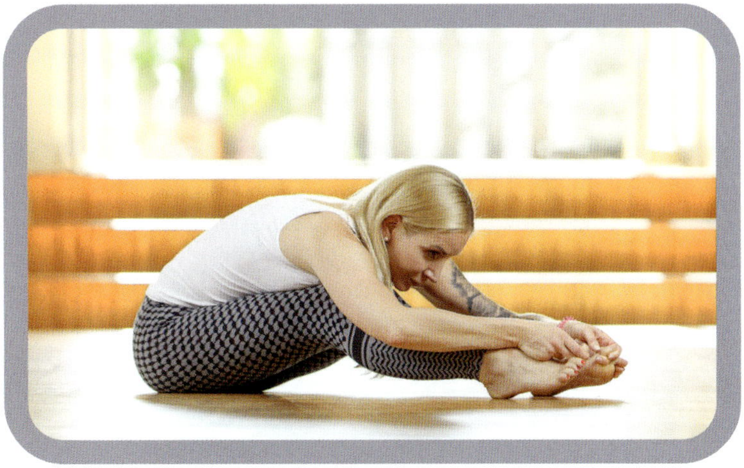

Vorbeuge im Sitzen (Pashchimottanasana) – Dehnung der Lendenfaszie

1. Komme erneut in den Langsitz. Achte darauf, die Beine besonders bewusst gerade zu halten.
2. Lege eine Faust auf den Unterbauch und die andere Hand an den Hinterkopf. Ziehe die Kopfhaut und den darunterliegenden Faszienzug am Hinterkopf sanft nach oben. Rolle dich langsam von oben nach unten ein. Führe dabei die Bewegung mit dem Blick, indem du diesen nach unten wendest, und dem beschriebenen Zug am Hinterkopf nach oben.
3. Vertiefe einatmend die Atmung in die Rückseite des Oberkörpers, während du ausatmend die Vorderseite deines Oberkörpers aktiv leerst. Allmählich gelangst du so weiter nach vorn über deine Beine. Diesmal spürst du die Dehnung vor allem in der Lendenfaszie und atmend auch zwischen den Schulterblättern, teilweise sogar hoch über den Nacken bis zu den Augenbrauen ziehend. Verweile in der Dehnung für etwa zehn lange, tiefe Atemzüge.

Effekt

Diese Art der Vorbeuge ist für viele zunächst ungewohnt, ist jedoch angeraten bei chronischen Schmerzen im Lendenbereich, die von verhärteten Faszien herrühren. Das gezielte Dehnen in diesem Bereich moduliert die Schmerzrezeptoren herunter. Oft stellt sich überraschend schnell eine Verbesserung ein. Ebenso wirksam ist diese Form der Vorbeuge bei Entzündungen an den Sitzhöckern. Wird die gesamte dodensale Faszie weicher, so reduziert sich der Zug auf die Sitzhöcker. Auch bei diesem Beschwerdebild führt die hier beschriebene Form der Vorbeuge oft überraschend schnell zu Veränderungen.

Kontraindikation

Diese Art der Vorbeuge solltest du nicht ausführen, wenn die Faszie in den Beinrückseiten der festere Abschnitt ist und der Lendenwirbelsäule die Stabilität fehlt. Insbesondere bei Bandscheibenvorfällen ist diese Übung nicht zu empfehlen (siehe vorherige Übung).

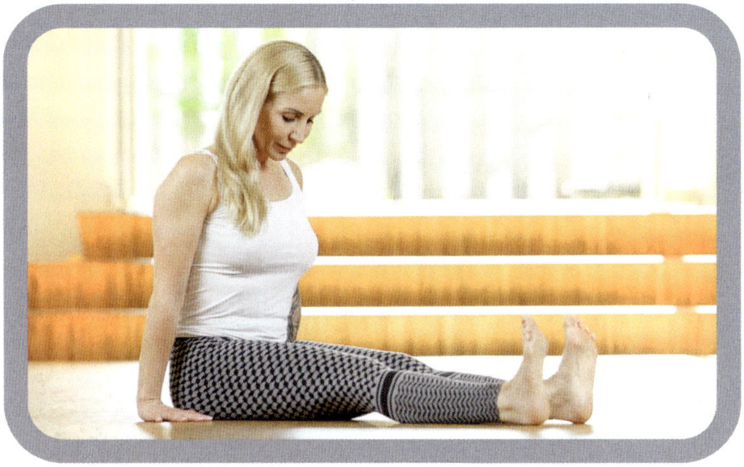

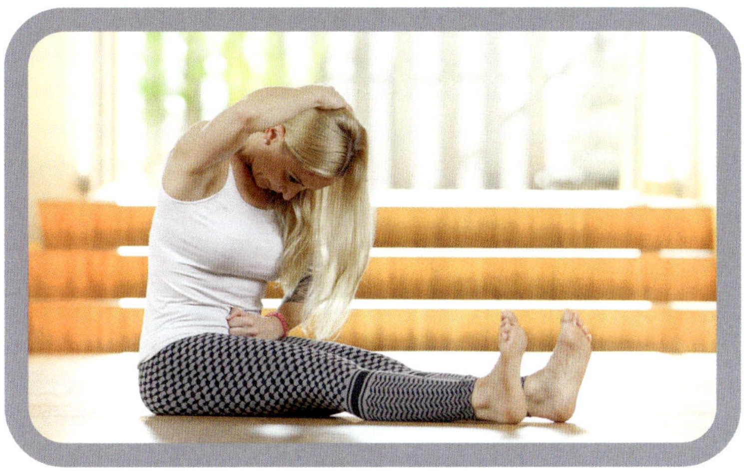

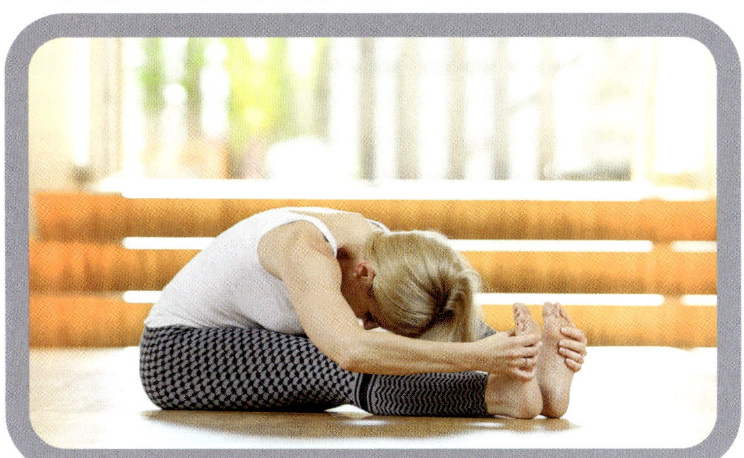

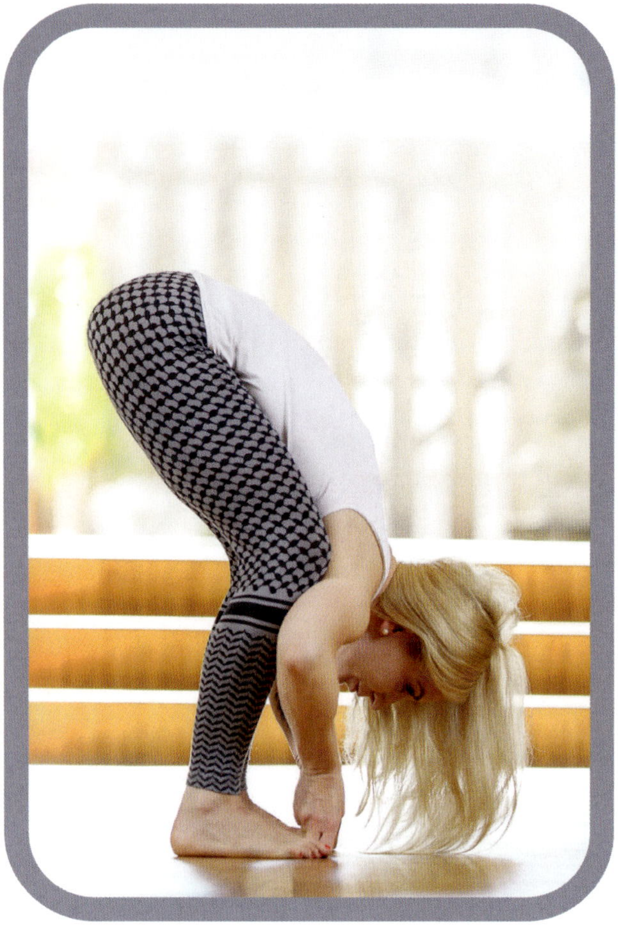

Vorbeuge im Stehen (Uttanasana) – Dehnung der Beinrückseiten

Diese Übungen verdeutlichen ein Prinzip: Je nachdem, wie wir uns in eine Haltung begeben, kann sich die Dehnung ganz unterschiedlich auf den dorsalen Faszienzug auswirken. Probiere es als Nächstes mit der Vorbeuge im Stehen aus.

1. Beuge schon beim Hineinbegeben in die Haltung deine Knie, schiebe deine Sitzhöcker bewusst weit auseinander und lenke den Blick Richtung Zehen.
2. Wenn du nun mit der Einatmung Oberbauch und Brust weitest und mit der Ausatmung Flanken und Rücken nach innen ziehst, spürst du sehr schnell die Dehnung in den Beinrückseiten.

Effekt

In der stehenden Vorbeuge kann der Übende das Becken leicht vorkippen. So zentriert sich die Dehnung in die Mitte der dorsalen Faszie, die Beinrückseiten. Diese Übungsausführung ist daher bei Verkürzungen der Beinrückseiten besonders effektiv.

Vorbeuge im Stehen (Uttanasana) – Dehnung der Lendenfaszie

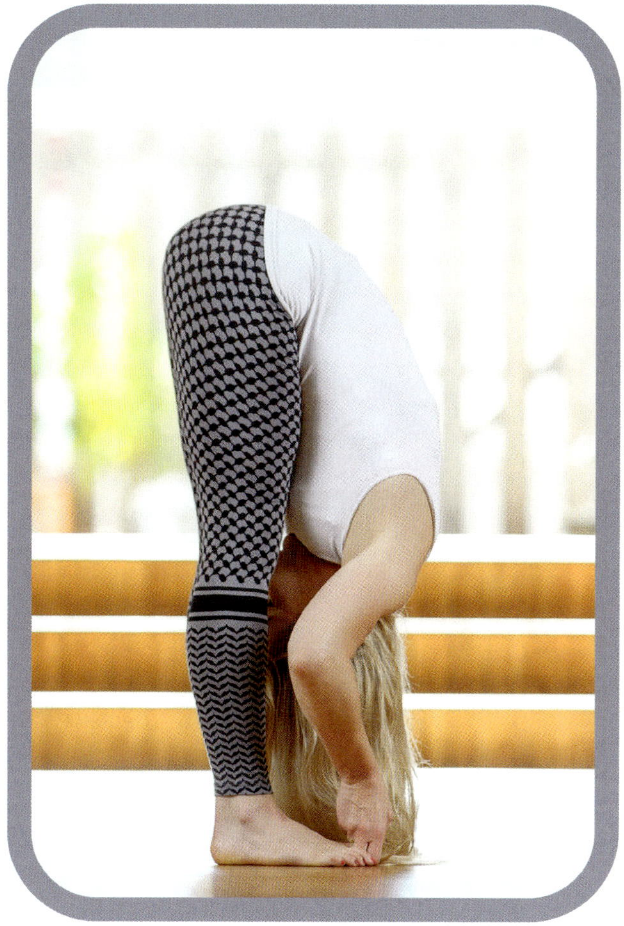

1. Um die Dehnung verstärkt in die Lendenfaszie zu lenken, komme zunächst wieder ganz aus der Haltung heraus.
2. Lass deine Beine völlig gestreckt und rolle dich langsam von oben nach unten ein. Wie schon in der Vorbeuge im Sitzen führt dein Blick nach unten und innen die Bewegung an. Vertiefe bei dieser Variante die Einatmung in Rücken und Flanken, während du mit der Ausatmung Oberbauch und Brustbereich bewusst nach innen ziehst.

Effekt

Bei der stehenden Vorbeuge in eingerollter Ausführung ist die Dehnung der dorsalen Faszie viel weiter verteilt. In der Mitte bei den Sitzhöckern kommt fast nichts davon an. Durch tiefes Atmen kann der Übende den Bereich zwischen den Schulterblättern und im Nacken mobilisieren. So verschwinden Spannungen in der kompletten dorsalen Faszie.

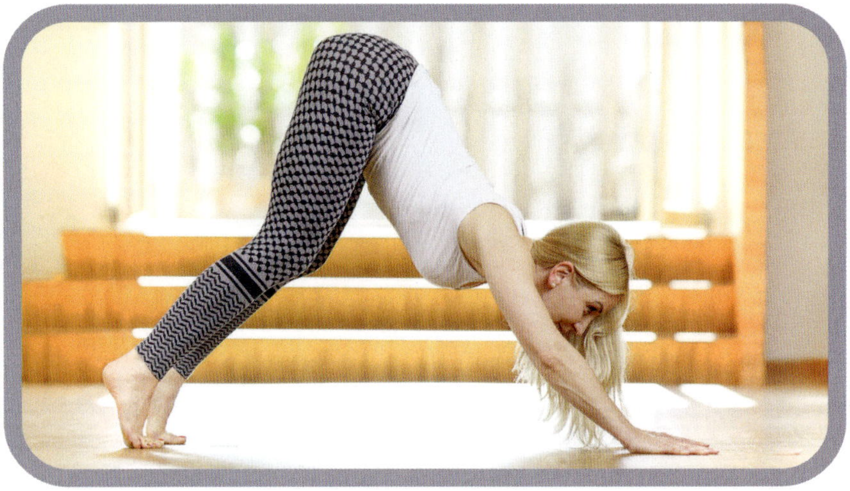

Herabschauender Hund (Adho Mukha Shvanasana) – Dehnung der Beinrückseiten

Der herabschauende Hund ist eine der beliebtesten Yogahaltungen. Dabei kannst du durch bewusste Ausführung die Dehnung in die Beinrückseiten lenken.

1. Komme in den Vierfüßlerstand, die Knie befinden sich unterhalb der Hüften, die Hände deutlich vor den Schultern auf dem Boden. Stelle deine Zehen auf und wölbe deinen Rücken in ein bewusst spürbares Hohlkreuz.
2. Versuche die Wölbung des Rückens so weit wie möglich beizubehalten, während du die Beine streckst und dein Gesäß gleichzeitig nach hinten und oben schiebst.
3. Hebe Kopf und Blick etwas nach vorn und atme so ein und aus, dass der Oberkörper weiter in die Konkavkrümmung gelangt: Beim Einatmen wölbt sich der Brustkorb nach vorn, bei der Ausatmung drückt der Rücken nach innen. So erreicht die Dehnung besonders die Rückseite der Oberschenkel.

Effekt

Der Hund ist ein Klassiker in jeder Yogastunde. In der Ausführung auf den Fußballen und mit gebeugten Knien bleibt die Wirbelsäule weitgehend gerade. So ist der Hund auch bei Problemen an den Bandscheiben bedenkenlos möglich. Die Dehnung findet vor allem an der Rückseite der Beine statt.

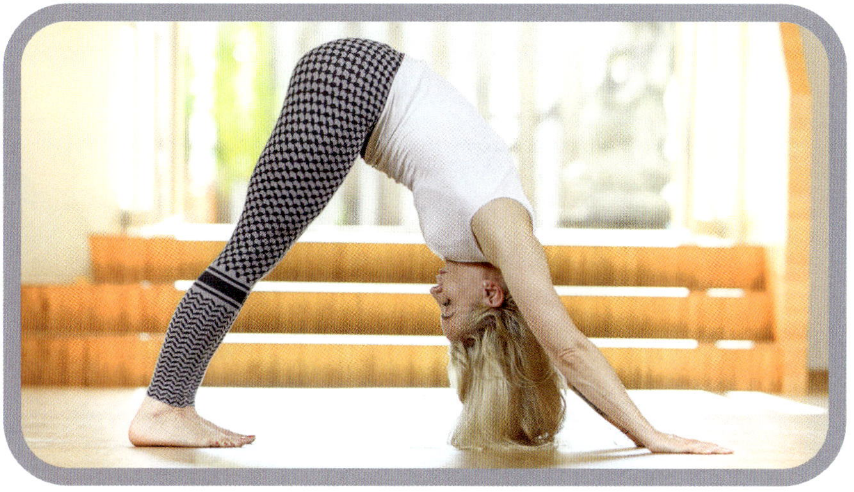

Herabschauender Hund (Adho Mukha Shvanasana) – Dehnung der Lendenfaszie

1. Für eine Dehnung in einem anderen Bereich komme erneut in den Vierfüßlerstand. Die Knie befinden sich wieder unterhalb der Hüfte, aber die Hände liegen diesmal senkrecht unterhalb der Schultern auf dem Boden.
2. Strecke mit der Einatmung deine Beine, schiebe das Gesäß nach oben und hinten und ziehe zugleich die Fersen Richtung Boden. Rolle den Rücken in einer Rundung nach oben. Kopf und Blick gehen Richtung Bauchnabel oder Knie. Atme so ein und aus, dass der Oberkörper weiter in die Konvexkrümmung gelangt: Beim Einatmen wölbt sich der Rücken nach außen, bei der Ausatmung drückt der Brustkorb nach innen. So erreicht die Dehnung besonders die Lendenfaszie.

Effekt

Diese Ausführung des Hundes wirkt zunächst befremdlich. Doch sie ermöglicht eine gleichmäßige Verteilung des Zuges über den gesamten dorsalen Faszienzug. Die Dehnung regelt Schmerzrezeptoren in der Region der Lendenwirbelsäule. So hilft diese Ausführung vor allem bei chronischen Rückenschmerzen. Für die Bandscheiben ist der durch die Rundung der Wirbelsäule entstehende Druck eine gesunde Massage. Lediglich bei bestehenden Bandscheibenvorfällen ist Vorsicht geboten.

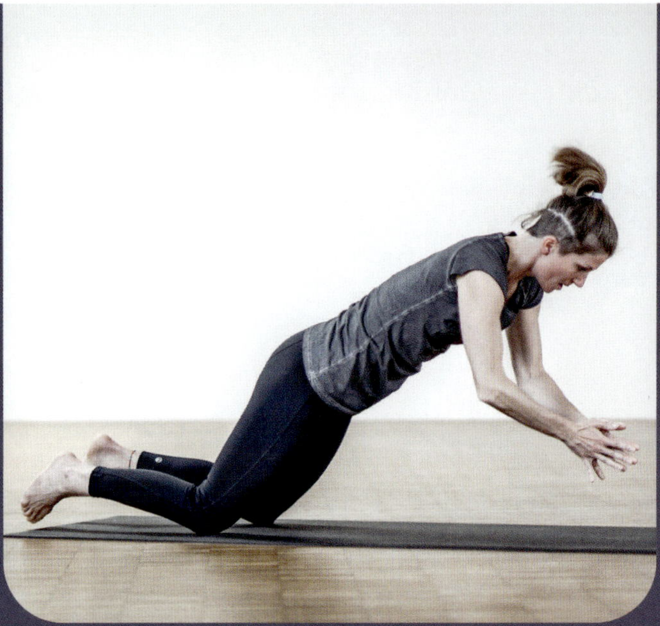

Die Körpervorderseite ins Gleichgewicht bringen

In der Yogapraxis streben wir nach einer ganzheitlichen, also physischen und emotionalen, Balance. Bringe mit dieser Serie aus der Yogatherapie den Faszienzug deiner Körpervorderseite [frontaler Faszienzug] ins Gleichgewicht!

Eine funktionelle Einheit – mehr als die Summe seiner Teile

Das Fasziennetz verbindet unseren gesamten Körper zu einer funktionellen Einheit. Jeder Impuls von außen wird durch ineinander verwobene Züge durch den gesamten Körper geleitet. Jede funktionale Bewegung basiert somit auf einer Aktion des gesamten Netzwerkes.

Wir können das Fasziennetz dabei ein wenig mit der Oberfläche eines Balls vergleichen. Egal von welcher Seite der Ball Druck erfährt, die gesamte Oberfläche nimmt diesen Druck auf. Verformen wir den Ball, kann dies nur in seiner Gesamtheit geschehen.

Ausgewogene Flexibilität

Das Beispiel des Balls eignet sich hervorragend, um die Bedeutung einer ausgewogenen Yogapraxis zu verstehen. Verändert sich die Oberfläche nur an einer Ballseite, wird sie dort etwa weicher und geschmeidiger, so verliert der gesamte Ball seine Form und seine Funktion, weil sozusagen der Ausgleich fehlt.

Ebenso verhält es sich mit dem – viel komplexeren – Fasziensystem des menschlichen Körpers. Werden einzelne Verlaufsrichtungen durch Übungen weicher und geschmeidiger, so hilft das unserer Gesamtgesundheit mitunter nicht. Ganz im Gegenteil: Oftmals werden dann verhärtete Anteile an anderer Stelle umso intensiver wahrgenommen.

Für eine gesunde Yogapraxis brauchen vor allem unsere Körpervorder- und -rückseite die gleiche Aufmerksamkeit. Dies geschieht insbesondere dann nicht, wenn der Fokus zu stark auf einem Übungstyp liegt, wir also beispielsweise in erster Linie Vorbeugen üben, um die Beinrückseite geschmeidiger werden zu lassen. Zusätzlich sollten wir auch seitliche und diagonal verlaufende Faszienbahnen harmonisch in unserer Praxis beanspruchen, also etwa Rotationen und Neigungen zur Seite ausführen.

Vor- und Rückbeugen

Oftmals werden in der Yogapraxis vermehrt Vorbeugen geübt. Vermutlich, weil sie für Einsteiger häufig einfacher sind. Der Faszienzug an der Körperrückseite wird bei Vorbeugen gedehnt und verlängert sich. Bei konstanter oder ausschließlicher Praxis kann so jedoch unser gesamter Körper aus dem Gleichgewicht kommen. Oft zeigt sich dies in hartnäckigen Rückenschmerzen. Für mehr Balance sollten wir als Yogapraktizierende deshalb auch die Rückbeugen in unsere Routinen integrieren. Wir sollten folglich unseren vorderen Faszienzug genauso enthusiastisch, regelmäßig und stark dehnen wie den hinteren.

Elastisch ist mehr als nur locker

Doch nicht nur die Bereiche unseres Körpers, mit denen wir in der Yogapraxis arbeiten, sollten möglichst ausgeglichen sein, sondern auch die Art und Weise, wie wir mit unserem Fasziensystem umgehen.

Durch Dehnung verlängern sich die Bahnen unseres Fasziensystems. Wir nennen diese Formanpassung Creeping-Effekt: Unser Bewegungsspielraum vergrößert sich. Doch um wirklich gesund zu sein, benötigen die Faszienzüge auch die Fähigkeit, sich nach einer Beanspruchung wieder elastisch zurückzustellen. Dieses Phänomen nennen wir Rebound-Effekt.

Für ausgewogen beanspruchte und gesunde Faszien sollten wir an beiden Fertigkeiten unseres Fasziensystems in gleichem Maße arbeiten. Übungen, in denen wir durch Dehnung die Weichheit fördern, sollten sich die Waage halten mit solchen, die das elastische Rückstellen erlauben.

Bewegungen in der Natur

Diese doppelte Aufgabe der Faszie spielte auch in der Entwicklungsgeschichte zahlreicher Lebewesen eine Rolle, denn pure Flexibilität allein nutzte in der Evolution von Mensch und Tier wenig. Vielmehr ging es darum, sich harmonisch und möglichst energieeffizient zu bewegen. Deshalb nutzt jedes Tier die elastische Rückstellkraft der Faszien für seine Bewegung. So entstehen die überall zu beobachtenden Pendelbewegungen von Armen, Beinen oder Flügeln. Das Rückschwingen speichert Energie, die in der Vorbewegung wieder freigesetzt wird.

Ein Vogel beispielsweise vollführt nicht jeden Flügelschlag mit purer Muskelkraft. Bewegen sich die Flügel nach oben, so speichert sich Energie als Dehnung an der Vorderseite des Vogels. Bei Aufgabe der Dehnung wird die Energie wieder frei und zieht die Flügel nach unten. Die Muskulatur hält dieses Schwingen der Flügel lediglich aufrecht, aber stößt es nicht jedes Mal wieder von Neuem an.

Die Entwicklung des modernen Yoga

Als die heute übliche Yogapraxis durch Lehrer wie Krishnamacharya, B. K. S. Iyengar oder Pattabhi Jois geprägt wurde, wurde ein starker Fokus auf Dehnhaltungen gelegt. Damals schien es, dass wir (allein) durch Dehnung in unsere körperliche und damit auch unsere innere Balance kommen. Das stimmt sicher auch, sofern unser Fasziensystem zuvor verhärtet war.

Laien setzen Yoga zudem oft gleich mit »Dehnung und Entspannung«. Entsprechend übertreiben es viele Übende mit der Dehnung. Sie werden dadurch zwar flexibler, doch das Fasziensystem leiert, bildlich gesprochen, nach und nach aus und wird dann, wie die Wissenschaft zeigt, verletzungsanfälliger.

Balance in der Yogapraxis

Dabei ist die tatsächliche Grundidee von Yoga, mit dem eigenen Wesenskern in Kontakt zu kommen. Dieser Kontakt stellt sich leichter ein, wenn wir auch körperlich unsere Balance finden.

Konkret sollten wir deshalb nicht nur entspannen und dehnen, sondern zusätzlich die Kraft und vor allem das elastische Rückstellen der Faszien fördern. Wenn wir explosiven Bewegungen mit Schwung einen Raum geben, kann dies ein entscheidender Schlüssel für wirkliche körperliche Balance sein.

Übungsstrecke

Die folgende Übungsserie konzentriert sich auf genau diese beiden Aspekte, die in einer weitverbreiteten Yogapraxis oft zu kurz kommen. Zum einen steht also die Dehnung der Körpervorderseite im Fokus (Creeping-Effekt). Zum anderen setzen wir einen Impuls für elastisches Zurückschnellen dieser vorderen Faszienzüge (Rebound-Effekt).

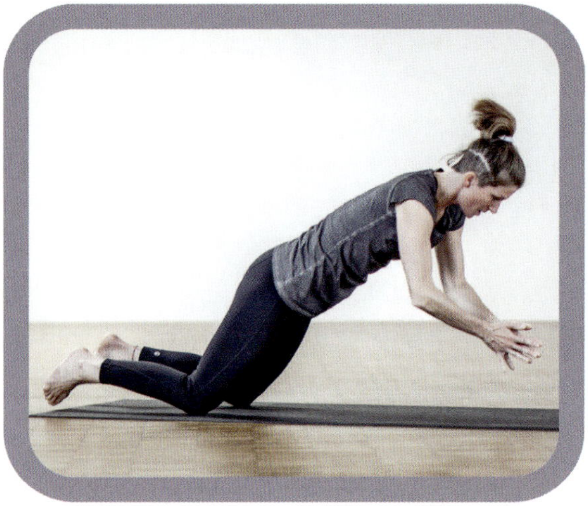

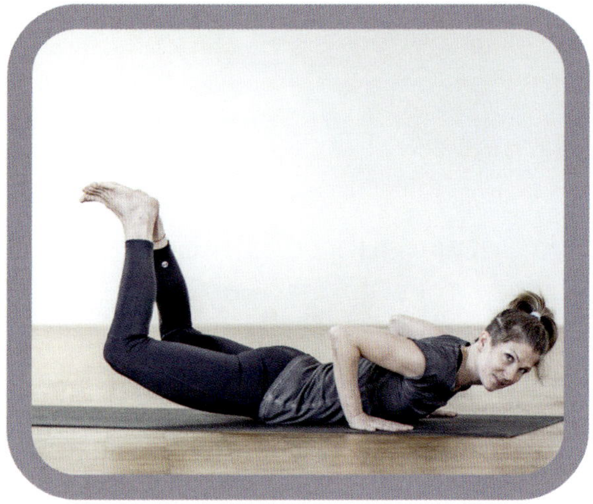

Heuschrecke, gewippt – Rebound-Effekt

1. Lege dich auf deiner Yogamatte flach auf den Bauch. Bringe Druck auf deine Knie Richtung Boden. Platziere deine Hände neben den Schultern auf dem Boden, die Finger zeigen schräg nach außen. Die Arme sind stark gebeugt, die Ellenbogen zeigen nach oben und außen.
2. Drücke deine Knie und Handflächen fest und kraftvoll gegen den Boden und hebe so deinen Rumpf an. Am obersten Punkt der Bewegung kann der Schwung sogar reichen, um die Hände kurz vom Boden zu lösen und vielleicht mit ihnen vor dem Körper zu klatschen.
3. Lass den ganzen Körper von den Knien an abrollen. Baue am Ende dieser Bewegung Spannung in der Körperrückseite auf. So heben sich deine Beine, also auch die Oberschenkel, mit leicht gebeugten Knien ab.
4. Nimm den Schwung aus dieser Rückbeuge auf und rolle erneut, mit gleichzeitigem Abdrücken deiner Hände, nach oben. Wiederhole diese Übung, bis du außer Atem gerätst.

Effekt

Diese Übung lädt den vorderen (frontalen) Faszienzug mit kinetischer Energie auf. Diese gibt sie im »Sprung« zum klatschenden Liegestütz wieder ab.

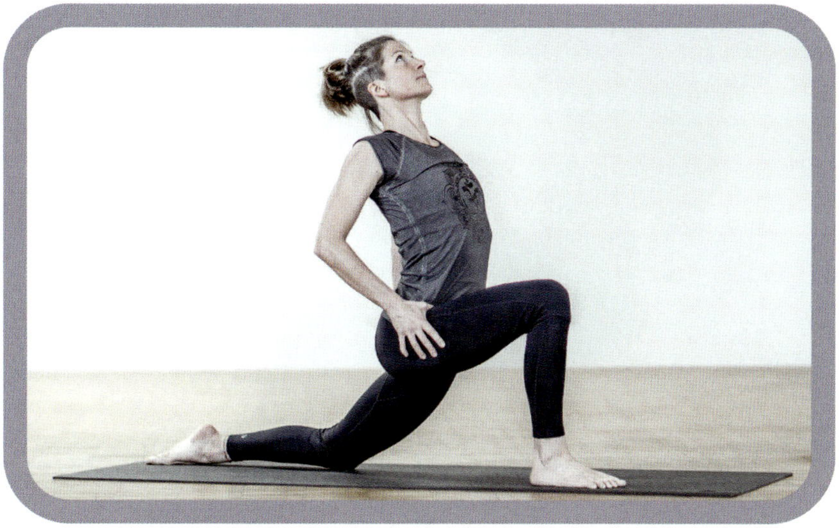

Tiefer Ausfallschritt – Creeping-Effekt

1. Beginne in der Haltung des herabschauenden Hundes. Setze von hier aus deinen rechten Fuß weit nach vorn zwischen deine Hände. Lege dein linkes Knie auf dem Boden ab.
2. Drücke dich mit deiner rechten Hand vom rechten Knie nach oben ab, bis der Oberkörper gut aufgerichtet ist. Schiebe mit der linken Hand deine Hüfte nach vorn, bis du eine Dehnung an der Vorderseite deiner linken Hüfte spürst. Das Becken sollte gerade nach vorn ausgerichtet sein. Verweile in dieser Dehnung und verlangsame deine Atmung für etwa fünf ruhige Atemzüge.
3. Komm zurück in den herabschauenden Hund und mache einen tiefen Ausfallschritt mit der anderen Seite. Wiederhole anschließend die »gewippte Heuschrecke«. So treffen erneut elastische Impulse auf den vorderen Faszienzug.

Effekt

Der Ausfallschritt ist eine der leichtesten und zugleich sichersten Rückbeugen. Da wir nur ein Bein nach hinten nehmen, kommt mehr Dehnung in die Vorderseite der Hüfte. Die Wirbelsäule kann sich ohne zu starke Belastung harmonisch mit nach hinten neigen.

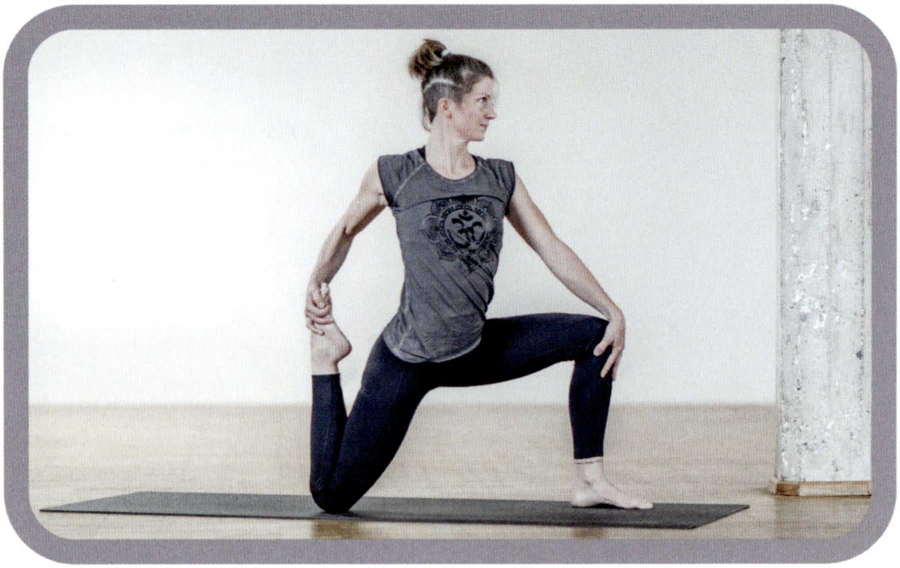

Ausfallschritt mit gebeugtem Bein – Creeping-Effekt

1. Für eine zweite Runde Dehnung des vorderen Faszienzuges beuge aus dem zuvor beschriebenen Ausfallschritt dein hinteres Bein. Achte dabei darauf, dass nicht das ganze Körpergewicht auf der Kniescheibe lastet, sondern leicht davor. Um das zu erreichen, kannst du dein hinteres Knie etwas abheben, ein kleines Stück weiter nach hinten setzen und dann einen Zug nach vorn aufbauen. Ziehe den hinteren Fuß mit der Hand [gleiche Seite] Richtung Gesäß oder sogar daran vorbei bis neben die Hüfte.
2. Verweile für etwa fünf lange, ruhige Atemzüge. Wechsele dann auf die andere Seite. Wiederhole anschließend die »gewippte Heuschrecke«, um den vorderen Faszienzug wieder mit kinetischer Energie aufzuladen.

Effekt

Durch das Beugen des hinteren Beins wandert die Dehnung in einen etwas anderen Bereich des vorderen Faszienzuges. Du kannst sie nun intensiver in der Mitte des Oberschenkels und weniger an der Hüftvorderseite wahrnehmen. Die empfohlenen fünf tiefen, langen Atemzüge geben den Faszien die für den Creeping-Effekt nötige Zeit von etwa 30 Sekunden.

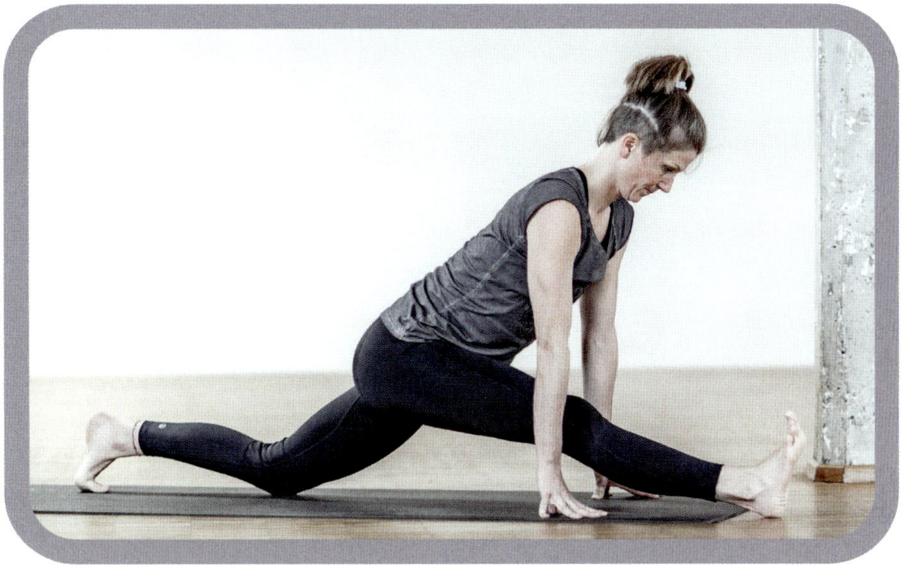

In Richtung Spagat gleiten – Creeping-Effekt

1. Erneut noch außer Puste von der »gewippten Heuschrecke«, hängst du eine dritte Runde zur Dehnung des vorderen Faszienzuges an. Wieder kannst du ein Stückchen tiefer in die Dehnung hineingehen.
2. Aus dem herabschauenden Hund kannst du ein Bein fast gerade vorn zwischen deinen Händen durchschieben. Der hintere Fuß bleibt aufgestellt. Achte dabei darauf, dein Becken quer ausgerichtet zu lassen und so mit der Vorderseite des hinteren Beines dem Boden näher zu kommen.
3. Verweile auch hier für etwa fünf ruhige und langsame Atemzüge, bevor du zur anderen Seite wechselst.

Effekt

In der Rückbeuge begrenzt der vordere beziehungsweise frontale Faszienzug die Beweglichkeit. In einer tiefen Schicht liegt der unbeweglichste Anteil direkt vor dem Hüftgelenk. Daher zielen die Dehnhaltungen dieses Übungspaars vor allem auf diesen Bereich. Die Rebound-Übungen beanspruchen in erster Linie die Arme. Doch die myofaszialen Züge setzen sich durch die frontale Faszie über den Hüftbeuger in die Beine fort und wirken somit dort ebenfalls.

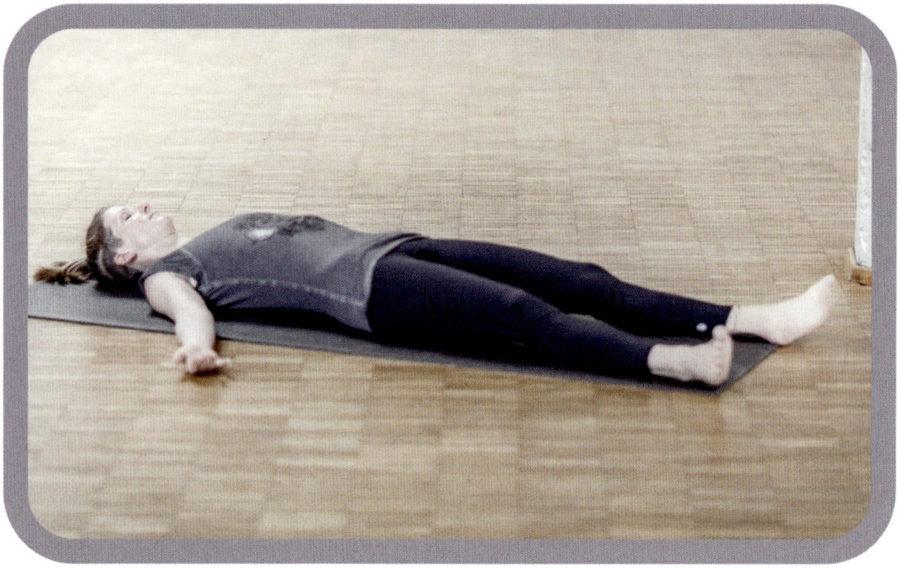

Shavasana

Diese Übungssequenz ist in sich schon eine vollständige und durchaus fordernde Yogapraxis. Schließe diese Praxis daher mit einer ausgiebigen Entspannung ab. Auch diese hat eine tiefe und wichtige Wirkung auf unser Fasziensystem.

1. Lege dich auf den Rücken. Platziere deine Arme und Beine mit etwas Abstand vom Körper. Die Handflächen zeigen nach oben. Nimm bewusst wahr, wie der Boden dein Gewicht trägt. So können die Muskeln locker lassen und das Fasziensystem kann weich werden.
2. Verweile in dieser Entspannungshaltung, bis der letzte Schweißtropfen getrocknet ist. Mindestens empfehle ich jedoch sieben Minuten.

Effekt

Unser Fasziensystem wird von Bindegewebszellen (Myofibroblasten) gespannt. Stehen wir unter Stress, so ziehen sie die Kollagenfasern zu sich. Wir fühlen uns dann steif und unbeweglich. In der Entspannung geschieht genau das Gegenteil. Die Myofibroblasten geben die Kollagenfasern wieder frei. Manchmal macht eine gute Entspannungsphase deshalb flexibler als langes Dehnen.

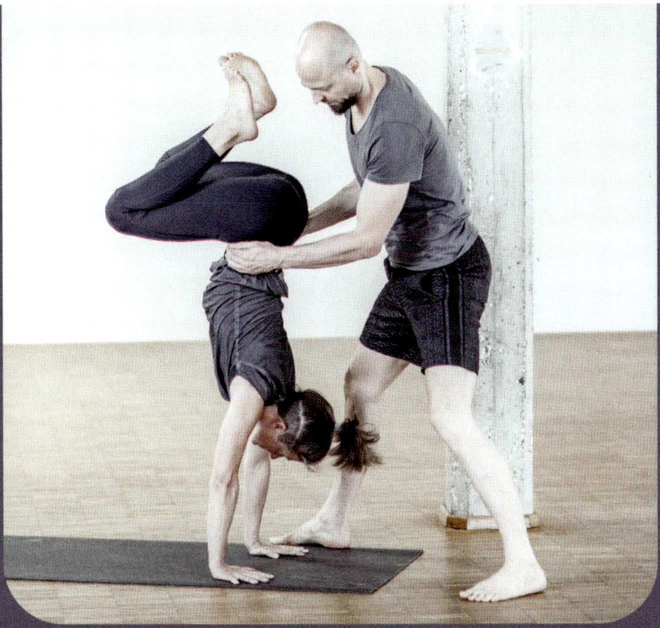

Ausgleich für die Körperrückseite

Entzündungen an den Sitzhöckern oder verspannter Nacken?
Mit diesen Übungen bringst du deine Körperrückseite,
den dorsalen Faszienzug, wieder in Balance.

Faszien – Netzwerk unseres Körpers

Die Faszien durchziehen unseren gesamten Körper wie ein großes, weit ausgreifendes und in sich verzweigtes Netz. Sie halten Muskeln, Knochen und Organe zusammen und geben ihnen ihre Form. Zudem leiten sie mechanische Impulse durch den gesamten Körper.

Die einzelnen Bausteine des Fasziennetzes, die Kollagenfasern, sind elektrisch geladen. Bei Zugspannung oder Muskelanspannung entsteht ein leichtes elektrostatisches Potenzial. Die Kollagenfasern richten sich entlang dieses Potenzialfelds aus und heften sich durch ihre elektrische Ladung in dieser Ausrichtung neu zusammen.

Im Laufe der Zeit bilden sich so einige wichtige Zugrichtungen innerhalb dieses Netzes. Die Kollagenfasern heften sich dabei in eine Richtung zu langen Zügen zusammen. So übertragen sie Kraft durch den Körper.

Zwischen den relativ harten Kollagenfasern liegen auch elastische Bausteine (Elastin). Sie verbinden die Faserzüge der Faszien und geben dem Fasziennetz einen leicht federnden Charakter.

Die dorsale Faszie

Bei jedem Bücken entstehen Zug und ein elektrisches Potenzial über die Rückseite unseres Körpers. Auch bei jedem Schritt überträgt sich die Muskelaktion der Wade als elektrisches Potenzial weiter nach oben. So verbinden sich die Kollagenfasern an der Rückseite des Körpers zur sogenannten dorsalen Faszie. Sie verbindet unsere Körperrückseite von der Fußsohle über die Waden, die Oberschenkelrückseiten, die Sitzhöcker, den geraden Rückenstrecker über den Nacken weiter und hoch über den Kopf bis zu den Augenbrauen.

Dehnung mithilfe des Creeping-Effekts

Gehen wir in eine Vorbeuge, dann entsteht Zugspannung auf dieser dorsalen Faszienbahn. Je nachdem, ob unser Rücken gerade oder rund ist, die Beine außen- oder innenrotiert, eng beieinander oder gespreizt sind, verteilt sich dieser Zug immer ein wenig anders.

Verweilen wir in der Dehnspannung, so passt sich der Faszienzug an, er gibt nach und wird länger. Dies geschieht, indem sich zunächst die molekularen Fasern (Kollagenfasern) der Faszien entlang der Zugrichtung ausrichten und dann aneinander entlanggleiten (Creeping-Effekt).

Ein zu langes Verweilen in einer konstanten Dehnspannung führt jedoch ab einem gewissen Punkt nicht zu einer weiteren Verformung des Faszienzuges. Im Gegenteil, der Zug reagiert auf die erhöhte Spannung und wird fester (Hardening-Effekt).

Möchten wir unsere Flexibilität also optimal entwickeln, so ergibt es Sinn, lang genug in der Dehnspannung zu verweilen, um den Creeping-Effekt auszulösen. Das sind im Allgemeinen etwa 30 Sekunden. Bevor sich die Faszienzüge im anschließenden Hardening-Effekt verhärten, ist es sinnvoll, sich wieder zu bewegen. Wir können jedoch anschließend mit einer erneuten Dehnung des gleichen Faszienzuges in einem etwas anderen Winkel erneut einen Creeping-Effekt auslösen. Auf diesem Prinzip basiert das zur Entwicklung von Flexibilität sehr effektive »repetitive Dehnen«.

Kraft und Energie durch den Rebound-Effekt

Die dorsale Faszie hat allerdings noch eine zweite, zunächst ganz gegenteilig erscheinende Funktion. Wirkt ein schnellerer Zug auf einen Faszienstrang, so verlängert sich die Faszie nicht. Im Gegenteil: Die kollagenen Fasern halten dem Zug stand und die elastischen Anteile nehmen die mechanische Energie auf. Anschließend federn sie zurück und geben so die Energie wieder ab. Sie funktionieren bei einem kraftvollen Impuls wie eine Sprungfeder (Rebound-Effekt).

Nahezu alle Lebewesen nutzen diesen Rebound-Effekt, um sich energiesparend vorwärtszubewegen. Dies war in der Evolution essenziell, denn Energie – sprich: Nahrung – war knapp. Es galt also, die unzuverlässig oder zeitlich begrenzt verfügbaren Ressourcen optimal zu nutzen.

Bewegt sich beispielsweise ein Känguru fort, so springt es nicht durch immer wieder neuen Muskeleinsatz. Vielmehr federt bei der Landung der dorsale Faszienzug ein und speichert die Bewegungsenergie als Spannung. Wie ein Gummi federt die Spannung dann zurück. So entsteht der neue Impuls für den Absprung. Die Muskulatur beschleunigt also nicht jeden Sprung neu, sondern unterstützt lediglich das federnde Fasziensystem.

Fasziale Balance

Gesundheit basiert fast immer auf der richtigen Balance. Kollagene Fasern geben den Faszien ihre Zugfestigkeit, elastische Fasern stellen das federnde Element zur Verfügung. Verlängern wir durch Dehnung einen Faszienzug, schieben sich die Kollagenfasern aneinander vorbei (Creeping-Effekt). Der elastische Anteil nimmt dadurch ab. So verliert die Faszie mehr und mehr ihre elastische Rückstellkraft.

Wir können dies mit einem Stück Plastik vergleichen, das durch wiederholtes Hin- und Herbiegen allmählich ermüdet und spröde wird. Der so ermüdete Faszienzug entzündet sich schließlich, oft am Ansatzpunkt zwischen Sehne und Knochen.

Das Gleichgewicht zum Dehnen bildet das Federn. Durch federnde Belastung erhöht sich mit der Zeit der elastische Anteil (Elastin) des Faszienzugs. Nur so bleibt seine Geschmeidigkeit erhalten.

In der Yogapraxis

Leider finden wir dieses Ungleichgewicht häufig in der üblichen Yogapraxis: Kaum eine Yogastunde, in der nicht die dorsale Faszie gedehnt wird (Creeping-Effekt). Vorbeugen gehören zum Standard fast jeder Yogapraxis, doch das elastische Rückstellen der dorsalen Faszie suchen wir oft vergeblich (Rebound-Effekt). Dafür geeignet wären Übungen für ein elastisches Rückfedern der Beinrückseite, etwa in Form von Hocksprüngen.

Es wundert daher nicht, dass die Entzündung an den Sitzhöckern bei vielen eifrig praktizierenden Yogis so weitverbreitet ist. Der Schmerz am Ursprung der Muskulatur der Beinrückseite (ischiocrurale Muskulatur) zeigt sich dann beim Sitzen, vor allem aber bei Vorbeugen in der Yogapraxis. Auch nach der Yogapraxis hält dieser Schmerz oft für einige Stunden an. Mit der Zeit werden die Faszienzüge immer spröder. Schließlich können bei scheinbar banalen Belastungen sogar Risse entstehen.

Um das zu verhindern und unsere dorsale Faszie ins Gleichgewicht zu bringen, ist es dringend erforderlich, auch die Beinrückseiten elastisch federn zu lassen. So vermehrt sich der Anteil an elastischen Fasern [Elastin] in den zuvor durch Dehnung verlängerten Faszienzügen. Die Spannung harmonisiert sich und die entzündeten Sitzhöcker können sich erholen. Bis zum völligen Abheilen braucht es dennoch ein paar Wochen oder sogar Monate.

Übungsstrecke

Die folgende Übungsserie stellt einen Weg vor, den dorsalen Faszienzug sehr ausgewogen zu beanspruchen. Eine Übung nutzt durch eine explosive Sprungübung den Rebound-Effekt. Sie fördert so den elastischen Anteil der Faszie. Gleichzeitig wärmt sie die Fasern auf, um in der anschließenden Dehnung den Creeping-Effekt optimal zu nutzen.

Häschensprung – Rebound-Effekt

1. Komme am vorderen Ende deiner Yogamatte in einen aufrechten Stand. Beuge deine Beine und lass dich ausatmend rücklings nach hinten rollen. Die Beine bleiben gebeugt und sind am Ende der Rollbewegung über dem Kopf. Damit die Hände bei der Übung nicht zu Hilfe genommen werden, kannst du sie über die Ohren legen, als wolltest du sie dir zuhalten.
2. Nutze diesen Schwung des Abrollens, rolle wieder nach vorn, setze die Füße nah am Gesäß auf und springe nach oben. Ziehe in der Luft deine Beine zu dir heran. Versuche, bei dieser Übung den Schwung der Bewegung und das Rückfedern der Faszien möglichst effektiv zu nutzen. Steigere so dein Tempo, bis du durch das Rollen und Springen gut außer Atem bist.

Effekt

Die dorsale Faszie wird beim Abrollen mit kinetischer Energie aufgeladen. Diese Energie gibt sie beim Sprung wieder ab. Die Muskulatur hält die Bewegung lediglich aufrecht.

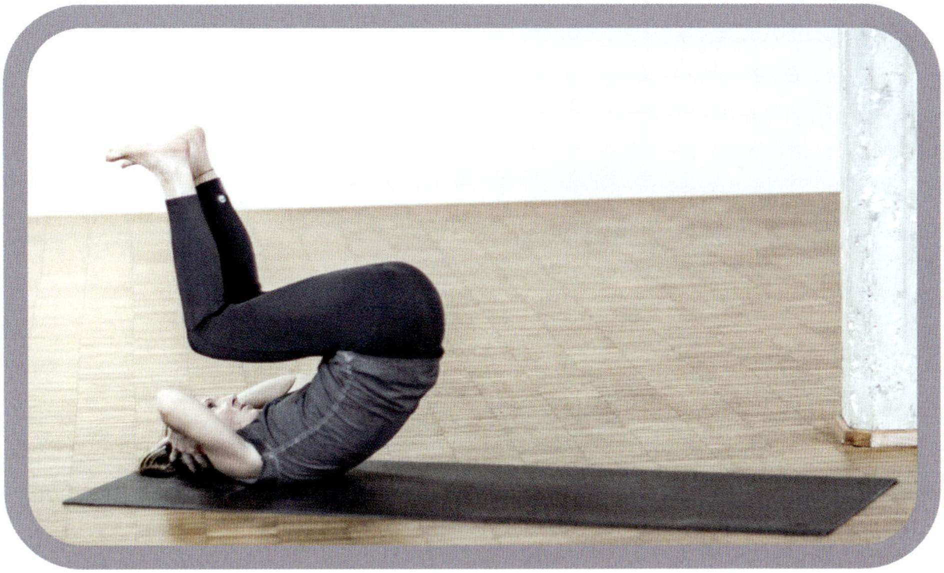

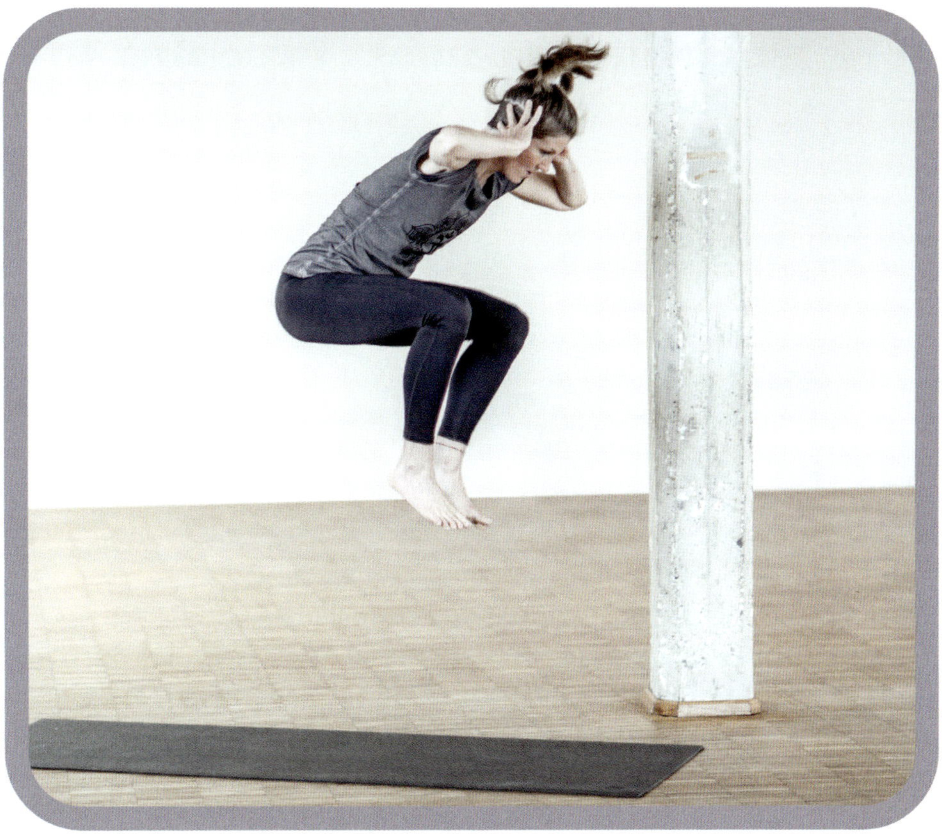

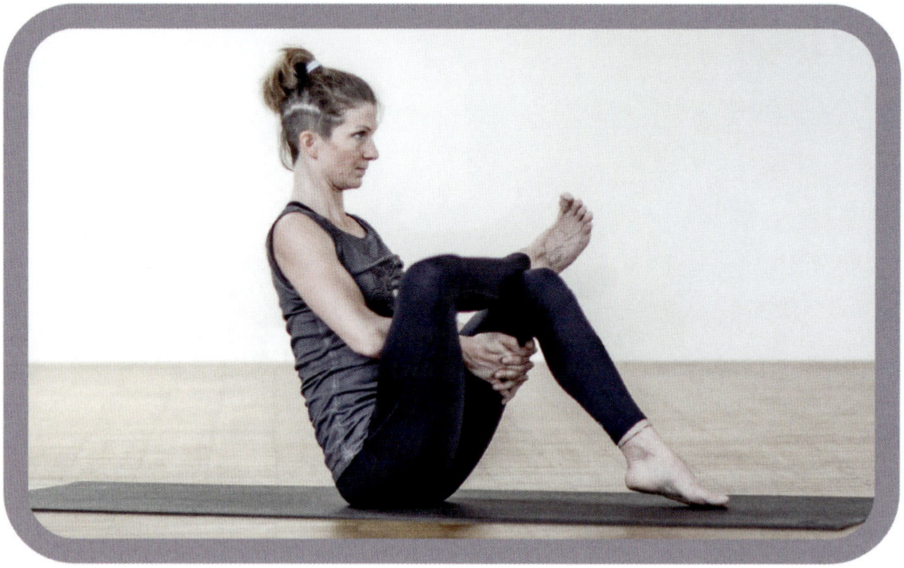

Nadelöhr (Sucirandhrasana) – Creeping-Effekt

1. Noch außer Atem von der vorherigen Übung, setzt du dich nun mit aufgestellten Beinen auf den Boden. Lege deinen rechten Knöchel dicht oberhalb des linken Knies auf den Oberschenkel.
2. Greife mit dem rechten Arm durch das »Nadelöhr« und mit dem linken Arm von außen um das linke Bein, sodass die Finger sich hinter dem linken Oberschenkel verschränken können. Ziehe deinen geraden Oberkörper mit beiden Händen an deine Beine heran, bis du eine angenehme Dehnung an der Außenseite der rechten Hüfte spürst. Nimm etwa fünf lange, tiefe Atemzüge.
3. Wechsele dann zur anderen Seite. Nach weiteren fünf Atemzügen auf dieser Seite wiederhole den »Häschensprung«.

Effekt

Fünf langsame und ruhige Atemzüge dauern etwa 30 Sekunden; das ist die für den Creeping-Effekt optimale Zeit für die Dehnung. Die Positionierung des Beines lenkt die Dehnung in eine tiefe Schicht an der Rückseite des Beckens. Hier finden sich oft Verhärtungen im Fasziensystem.

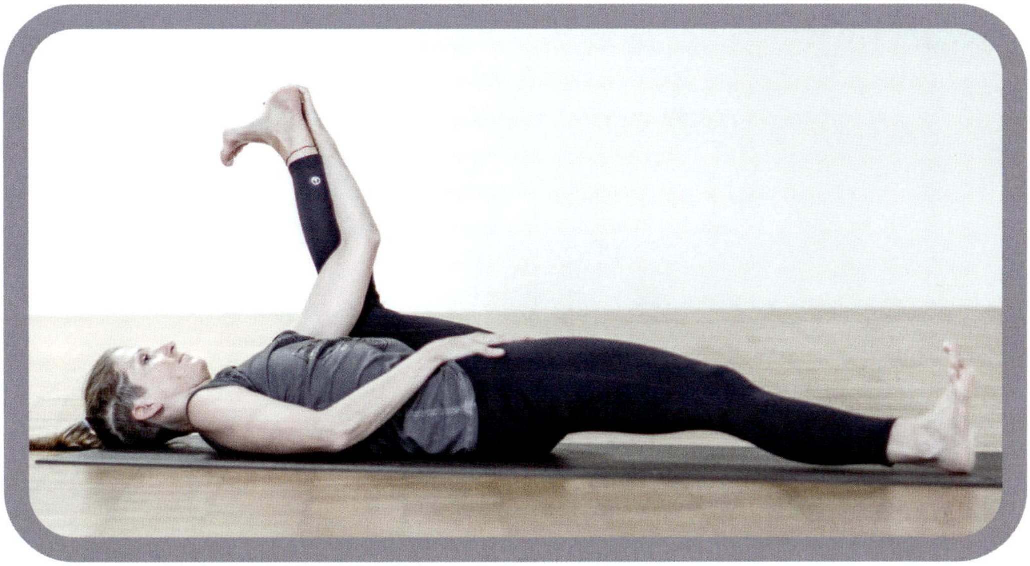

Hüftöffner im Liegen – Creeping-Effekt

Nach der Rebound-Übung folgt eine zweite Runde Dehnung der gleichen myofaszialen Züge. Durch die Wiederholung wird die Dehnung etwas leichter. Daher kannst du in der zweiten Runde die Übung intensivieren.

1. Lege dich auf den Rücken. Ziehe deinen linken Oberschenkel Richtung Bauch, das Bein ist gebeugt und bildet etwa einen rechten Winkel. Greife den Fuß von hinten und ziehe den Oberschenkel neben dem Körper Richtung Boden. Achte darauf, die Lendenwirbelsäule möglichst flach am Boden zu belassen. Sollte das nicht gelingen, kann das rechte Bein etwas angewinkelt und aufgestellt werden.
2. Verweile für etwa fünf tiefe und lange Atemzüge in dieser Haltung. Wechsele dann auf die andere Seite, bevor du mit einer dritten Runde »Häschensprung« deinen dorsalen Faszienzug mit noch mehr Energie und Wärme auflädst.

Effekt

Das Prinzip heißt »repetitives Dehnen«. Wir bleiben dabei gerade so lange in der Dehnung, wie es für den Creeping-Effekt notwendig ist. Ein konstanter Zug über einen längeren Zeitraum wäre für die Faszie der Reiz, fester zu werden. Nach einigen aufwärmenden Übungen wiederholen wir also im repetitiven Dehnen den Zug erneut.

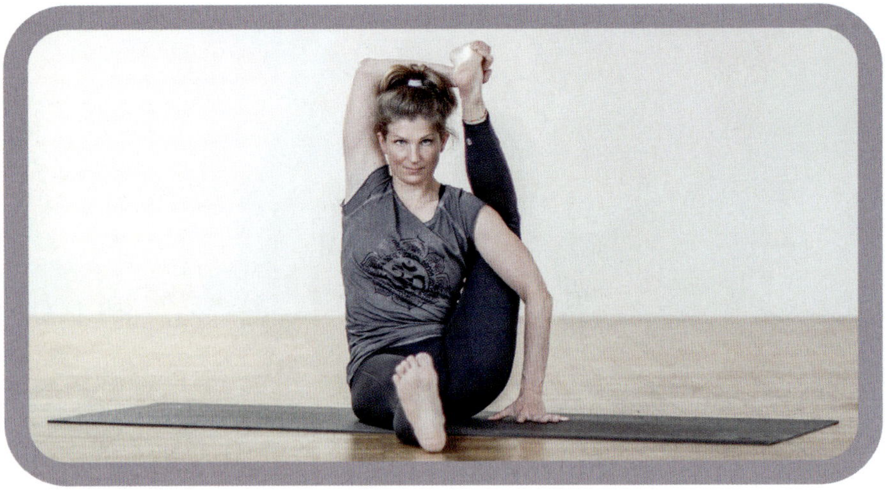

Bein hinter der Schulter – Creeping-Effekt

In der dritten Dehnrunde kannst du noch tiefer in die Dehnung gehen.

1. Bleibe aufrecht sitzen. Lege deinen linken Unterschenkel über deine linke Schulter. Ziehe mit der rechten Hand deinen Fuß in Richtung Hinterkopf.
2. Genieße auch hier für etwa fünf tiefe und gleichmäßige Atemzüge den Creeping-Effekt.

Effekt

Der »Häschensprung« lädt die dorsale Faszie mit Energie auf, die drei vorgestellten zunehmend anspruchsvolleren Hüftöffner bringen Dehnung in die gleichen myofaszialen Züge. Die Wärme löst die Schwefelwasserstoffbrücken zwischen den Kollagenfasern der Faszien. So können sich diese Fasern leichter ausrichten und im sogenannten Creeping-Effekt aneinander entlanggleiten – eine optimale Kombination also.

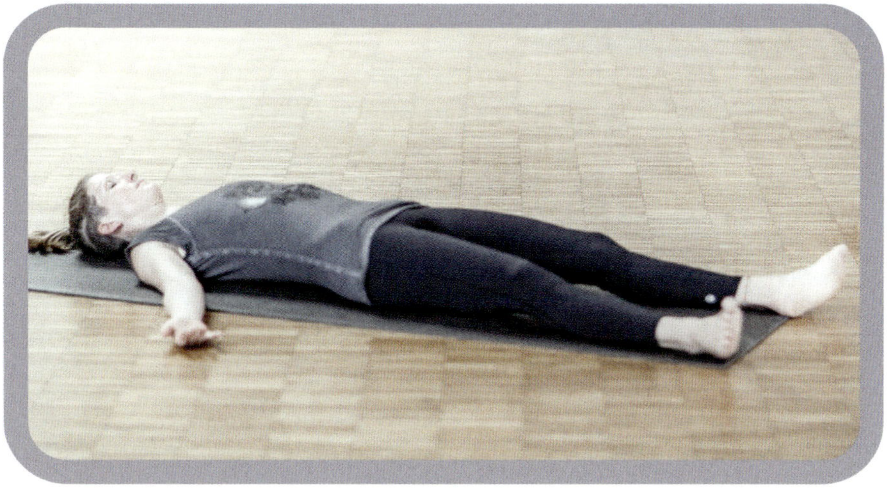

Shavasana

Die oben beschriebene Übungssequenz ist zugegebenermaßen herausfordernd. Gegenteilige Reize wirken auf das Fasziensystem. Die anschließende Entspannung verstärkt diese Wirkung noch.

1. Lege dich für die abschließende Entspannung auf den Rücken. Deine Beine sind ein wenig geöffnet und deine Füße fallen nach außen. Die Arme liegen ein wenig abgespreizt neben dem Körper. Die Handflächen zeigen entspannt nach oben. Sollte diese Haltung für dich unangenehm sein, dann wähle eine andere Lage, in der du richtig loslassen kannst.
2. Verweile hier, bis der letzte Schweißtropfen der intensiven Praxis getrocknet ist.

Effekt

Unser Fasziennetz ist bei Weitem nicht so passiv, wie man gemeinhin denkt. Bindegewebszellen (Myofibroblasten) ziehen Kollagenfasern in sich hinein. Dadurch strafft sich das Fasziennetz. Diese Myofibroblasten werden unter anderem bei Stress aktiv. Die Entspannung nach der körperlichen Belastung hilft ihnen, Kollagen wieder freizugeben. Wir werden also allein dadurch flexibler, dass wir zum Schluss ganz passiv daliegen und die Entspannung genießen.

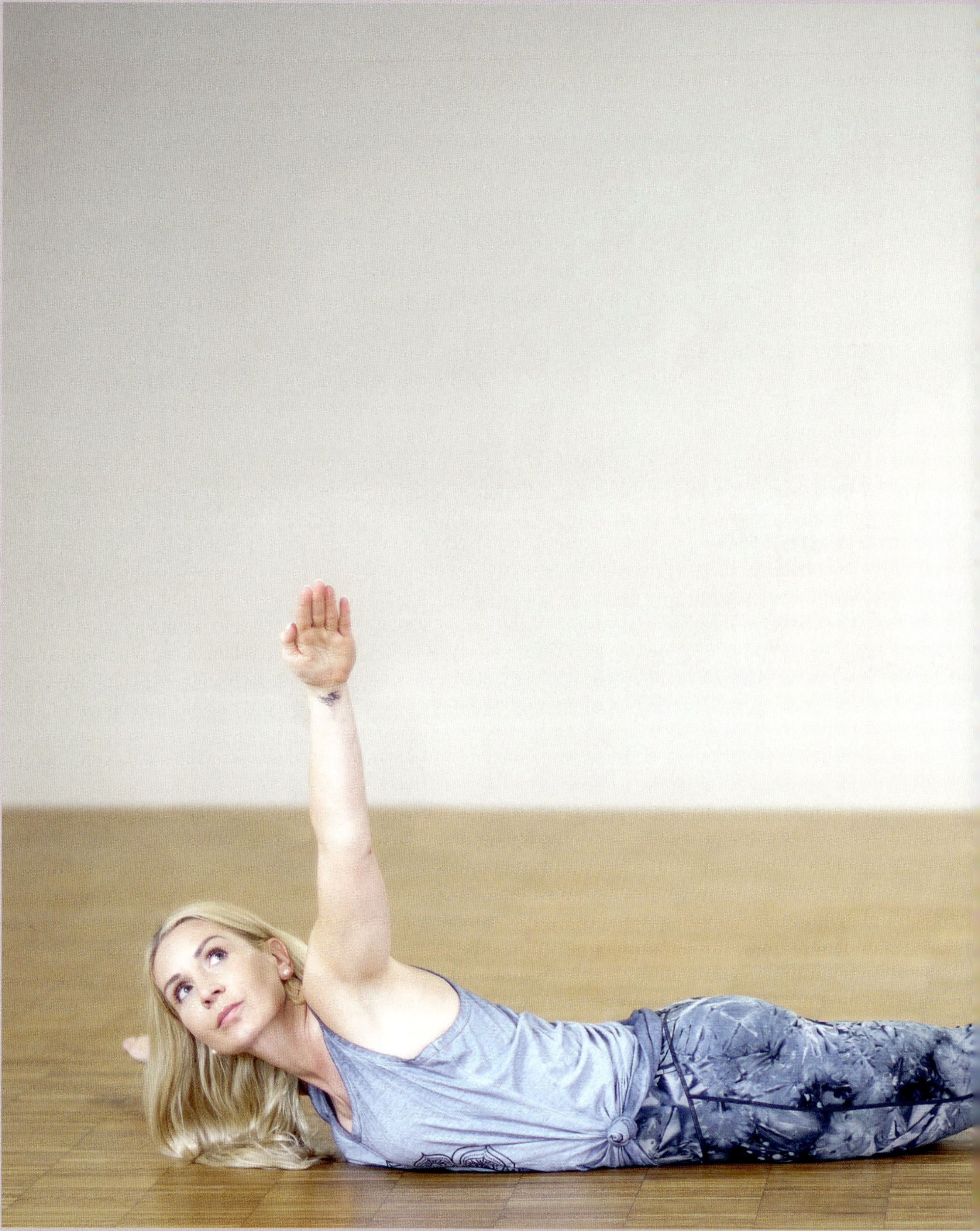

Übungen für die Helices des Rumpfes

Weitere wichtige Faszienzüge des Körpers winden sich gegenläufig helikal in mehreren Schichten um unseren Rumpf. Sind diese harmonisch gespannt, so schieben Sie die Wirbelsäule in die Länge. Dadurch erfahren die Bandscheiben Druckentlastung.

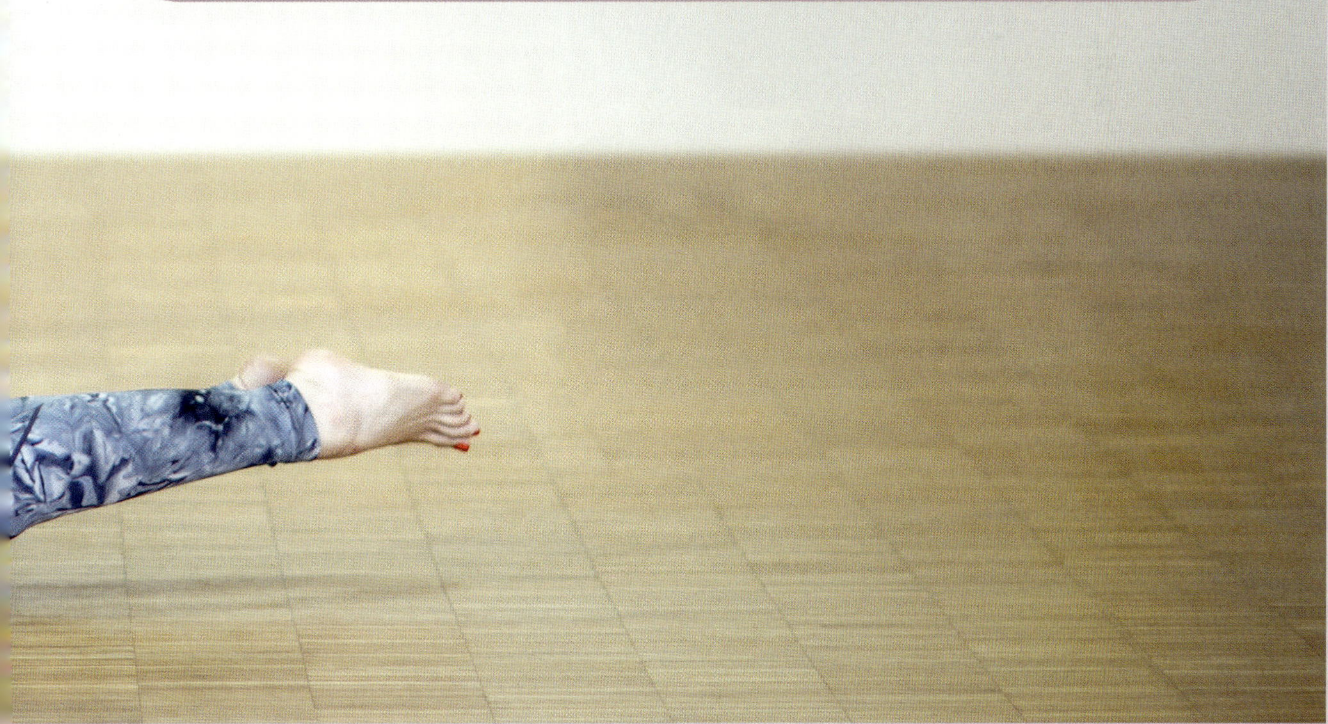

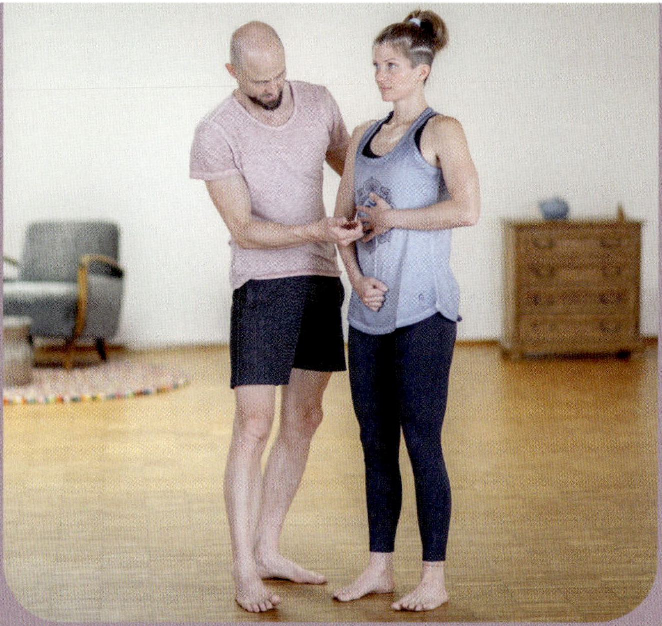

Stabilität für den Körper durch atmende Helixspannung

Körperstabilität basiert nicht auf Druck, sondern auf Zug oder genauer gesagt auf Spannung. Ein verblüffendes System von schichtweise übereinanderliegenden Faszien in Form von gegenläufigen Doppelhelices hält dabei unseren Rumpf und die Wirbelsäule in einer schwingenden Schwebespannung.

Der Schiffsmast - ein veraltetes Bild

Lange Zeit fand sich in heute veralteten Anatomiebüchern das Bild der Wirbelsäule als hauptsächlicher Kraftüberträger im Rumpf – wie ein Schiffsmast. Entspräche dies physikalisch der Realität, würden bei einem 80 Kilogramm schweren Menschen knapp 790 Kilonewton pro Quadratmeter auf die Bandscheibe unterhalb des fünften Lendenwirbels drücken.

Bleiben wir beim Bild des Schiffsmasts: Dies würde weiterhin bedeuten, dass die Wirbelsäule durch zwei Muskeln in einer senkrechten Balance gehalten wird: nämlich durch die Spannung des geraden Rückenmuskels und die Spannung des geraden Bauchmuskels. In diesem Fall würde diese Spannung noch zusätzlichen Druck auf die unterste Bandscheibe erzeugen und wir müssten uns fast schon wundern, wie wenige Bandscheibenvorfälle es gibt, denn keine Bandscheibe der Welt könnte diesem enormen Druck dauerhaft standhalten.

Schwebespannung – vom Elefantenrüssel lernen

Ein Elefant kann seinen Rüssel nach oben heben, obwohl der Rüssel mit keinerlei Knochen ausgestattet ist. Der Trick der Natur hierfür ist eine gegenläufige Doppelhelix. Der Elefantenrüssel wird von helikalen myofaszialen Schichten gebildet. Sind diese gespannt, geben sie dem Rüssel Festigkeit und Länge. Der Elefant kann seinen Rüssel somit in die Höhe strecken, ohne dafür auch nur einen einzigen Knochen für die Stabilität zu benötigen.

Genau dieses Prinzip der gegenläufigen Doppelhelix finden wir im Rumpf von praktisch jedem Wirbeltier. Die Wirbelsäule selbst verleiht der gegenläufigen Doppelhelix lediglich Halt. Der Druck wird durch die helikalen Faszienverläufe in Zug oder Spannung umgewandelt. Die Wirbel liegen so nicht mit Druck aufeinander, sondern sind in einer Schwebespannung übereinander eingespannt.

Der Atem als Brücke – die Verbindung der gegenläufigen Doppelhelix

Ohne zu tief ins Detail zu gehen, können wir vier Schichten von übereinanderliegenden, gegenläufigen Doppelhelices erkennen. Die beiden inneren Schichten sind eng mit der Atmung verbunden.

1. Atem-Doppelhelix: Die tiefste Muskelfaszienschicht umfasst drei Diaphragmen: Zwerchfell, Beckenboden, Mundboden. Das obere Diaphragma (Mundboden) ist an der Körpervorderseite (infrahyale Muskulatur, *Fasica pericardia*) mit dem mittleren Diaphragma (Zwerchfell) verbunden. Das untere Diaphragma (Beckenboden) ist an der Körperrückseite (*Crus Diaphragmatica*) mit dem mittleren Diaphragma (Zwerchfell) verbunden. So überträgt sich ein Spannungsimpuls von einer Ebene zur nächsten. Umhüllt werden die drei Diaphragmen von der quer verlaufenden myofaszialen Innenauskleidung unseres Bauchraums (*Musculus transversus abdominis*) und Brustraums (*Fascia* und *Musculus transversus thoracis*). Um hier eine Doppelhelix zu erkennen, brauchen wir zugegebenermaßen etwas Abstraktionsvermögen.
2. Tiefe Doppelhelix: Direkt auf der Atem-Doppelhelix liegt die nächste myofasziale Schicht. Hier ist die gegenläufige Helix leicht zu erkennen. Die äußere Schicht verläuft diagonal von hinten oben nach vorn unten (*Musculi intercostales* und *Musculus obliquus externus abdominis*). In der Körpermittellinie (Sternum, *Linea alba*) überkreuzt sie sich mit der Gegenseite und wird zur inneren Schicht (*Musculi intercostales* und *Musculus obliquus internus abdominis*). Sie verläuft also von vorn oben nach hinten unten weiter. Wieder in der Körpermittellinie (an den Dornfortsätzen), überkreuzt sie die Schicht der Gegenseite und wird erneut zur oberflächlichen Schicht.

Die beiden gegenläufigen Doppelhelices bilden eine untrennbare myofasziale und funktionelle Einheit. Die Faszienzüge laufen also in einer ununterbrochenen Spannungslinie durch die gesamte Helix. Wird ein Muskel angespannt, so überträgt er die Spannung auf die gesamte myofasziale Helix, in der er sich befindet, und überträgt die Spannung auf die andere Helix.

Atmende Schwebespannung für elastische und gesunde Faszien

Ein Muskel benötigt für seine Gesundheit Anspannung und Entspannung. Nur so kann er mit Nährstoffen versorgt werden. Eine Faszie benötigt für ihre natürliche Elastizität Dehnung und Entspannung. Nur so bleibt sie dauerhaft elastisch.

Unser Rumpf benötigt jedoch eine konstante Stabilisierung, denn der Druck muss über das helikale System in Zug umgewandelt werden. Nur so ist die Wirbelsäule vor übermäßiger Druckbelastung geschützt.

Um diese beiden scheinbar widersprüchlichen Anforderungen in Einklang zu bringen, spannen sich die muskulären Anteile einzelner Abschnitte einer Doppelhelix an, während andere Abschnitte auf Dehnspannung kommen. So entsteht auf die gesamte Helix gesehen konstant Zugspannung. Doch in den einzelnen Abschnitten wechseln sich muskuläre Anspannung und elastische Zugspannung pulsierend ab.

Den Puls dieses Wechselspiels liefert die kräftigste Atemmuskulatur, das Zwerchfell. Je tiefer wir atmen, desto stärker durchdringt die Schwingung des Atems die oberflächlicheren helikalen myofaszialen Schichten unseres Rumpfes. Der Atem dynamisiert also die scheinbar statische Zugspannung. So können wir für lange Zeit annähernd ermüdungsfrei unsere Rumpfstabilität aufrechterhalten. Die Bandscheiben bleiben dadurch vor übermäßiger Druckbelastung geschützt.

Übungsstrecke

Mit der folgenden Übungsstrecke kannst du systematisch die vier Doppelhelices aktivieren. Halte so deine Wirbelsäule gesund, verbessere deine Körperhaltung und entwickle gleichzeitig viel Kraft für anspruchsvolle Yogahaltungen.

Kapalabhati für die Körpermitte

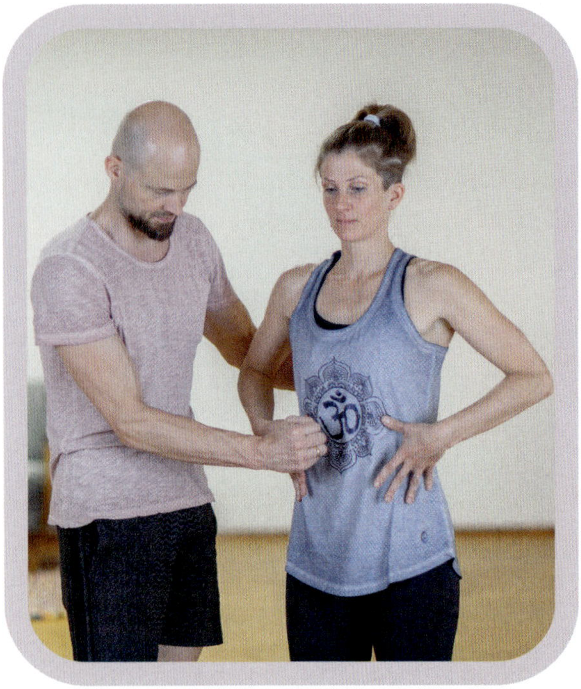

1. Komme in eine aufrechte Körperhaltung. Achte darauf, dass deine Wirbelsäule in ihrer natürlichen Lendenlordose (Innenwölbung) nach oben wächst. Dies ist stehend oft leichter möglich als sitzend.
2. Platziere deine Hände so auf deinem Bauch, dass die Daumen die unteren Rippenbögen berühren, während die gestreckten Finger nach unten zeigen. Lass mit der Einatmung deinen Bauch vollständig los und nach außen fallen. Ziehe dann ausatmend deinen Bauch kraftvoll von oberhalb und unterhalb des Bauchnabels nach innen.
3. Atme auf diese Weise kraftvoll mit einem Stoß aus und möglichst passiv wieder ein. Beobachte dabei das aktive Nach-innen-Bewegen bei der Ausatmung und das passive Vorfallen bei der Einatmung. Setze diese Atemstöße fort, bis du eine leichte Ermüdung in der tiefen Schicht deiner Bauchmuskulatur beobachtest. Du kannst zudem eine Aktivierung der gesamten Atem-Doppelhelix (Beckenboden, Zwerchfell, Mundboden) mit der Atmung erleben.

Effekt

Diese Übung kräftigt die tiefste Schicht deiner Bauchmuskulatur (*Musculus transversus abdominis*). Dieser Muskel kleidet von innen deinen Bauchraum aus. Er ist in dieser Atmung der Gegenspieler zum Zwerchfell. So aktiviert das kraftvolle Atmen die gesamte Atem-Doppelhelix und bringt die tiefste Schicht unseres Fasziensystems in Schwingung. Dies ist die Basis für die so essenzielle Schwebespannung des Rumpfes.

Stoßatmung in Rückenlage, in Bauchlage und im Vierfüßlerstand

1. Lege dich auf den Rücken. Platziere deine Hände wie in der Übung zuvor. Atme auch in dieser Körperlage stoßweise aus, indem du deinen Bauch kraftvoll nach innen ziehst. Lass einatmend deinen Bauch sich passiv vorwölben.
2. Wechsele nach einigen Runden in die Bauchlage. Nun kannst du bei der Ausatmung deinen Bauch vom Boden wegsaugen und mit der Einatmung wieder platschend fallen lassen.
3. Komme nach einigen weiteren Runden in den Vierfüßlerstand: die Knie unter der Hüfte und die Hände unter der Schulter. Lasse einatmend deinen Bauch nach unten hängen und ziehe ihn ausatmend kraftvoll nach innen. Setze auch diese Runde fort, bis sich eine leichte Ermüdung in der tiefsten myofaszialen Muskelschicht einstellt.

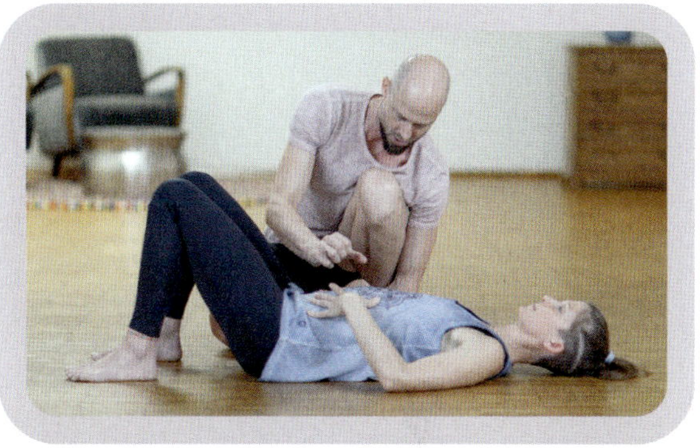

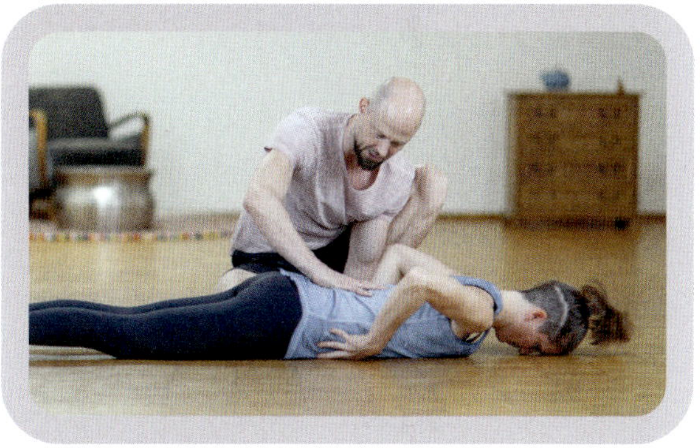

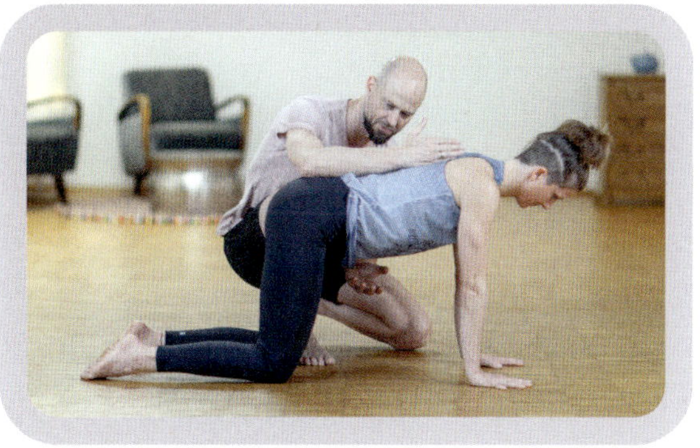

Effekt

Die veränderte Körperlage intensiviert die Aktivierung der Atem-Doppelhelix. So kannst du schnell eine leichte Ermüdung in der tiefen quer verlaufenden Bauchmuskulatur [*Musculus transversus abdominis*] spüren.

Vier-Raum-Atmung

1. Komme erneut in eine aufrechte Körperhaltung. Achte auch bei dieser Übung auf die natürliche Krümmung der Wirbelsäule. Lege nun eine Faust auf den Unterbauch, die andere Hand auf den Oberbauch. Atme langsam ein. Behalte dabei den Unterbauch innen und wölbe den Oberbauch nach vorn.
2. Erweitere die Einatmung, während du deine Hände seitlich auf deine Flanken legst. Die Einatmung soll nun die Rippenbögen seitlich heben.
3. Vertiefe die Einatmung noch weiter. Platziere jetzt eine Hand zwischen den Schulterblättern. Lasse auch hier die Atembewegung in diesen Bereich hineinfließen. Deine Brustwirbelsäule rundet sich dabei ein wenig.
4. Vertiefe im letzten Schritt den Atem noch weiter. Während du eine Hand auf dem Brustbein platzierst, spürst du, wie sich auch das Brustbein durch deinen Atem hebt.
5. Beginne mit der Ausatmung wieder am Oberbauch. Setze dann die Ausatmung über die Flanken, Rücken und Brust fort. Wandere auch hier mit der Hand der Atembewegung hinterher. So bekommst du ein gutes Gefühl für die Bewegung des Atems und die Muskelaktivität.
6. Fahre mit dieser Übung für einige tiefe Atemzüge fort, bis du die Aktivität der tiefen Doppelhelix deutlich spüren kannst. Die den Bauchraum und den Brustraum umhüllenden gegenläufigen Helices sind bei der Atembewegung direkt in Aktion.

Effekt

Diese Übung aktiviert die tiefe Doppelhelix. Die beiden gegenläufigen Helices umhüllen Brustkorb und Bauchraum. Diese tiefe Doppelhelix ist essenziell für die atmende Schwebespannung des Rumpfes.

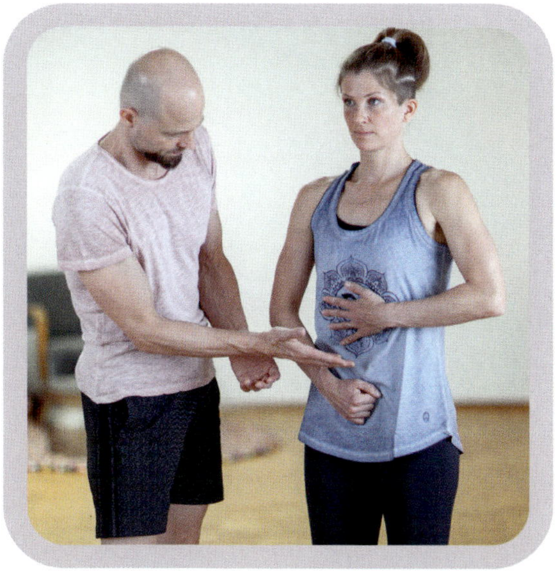

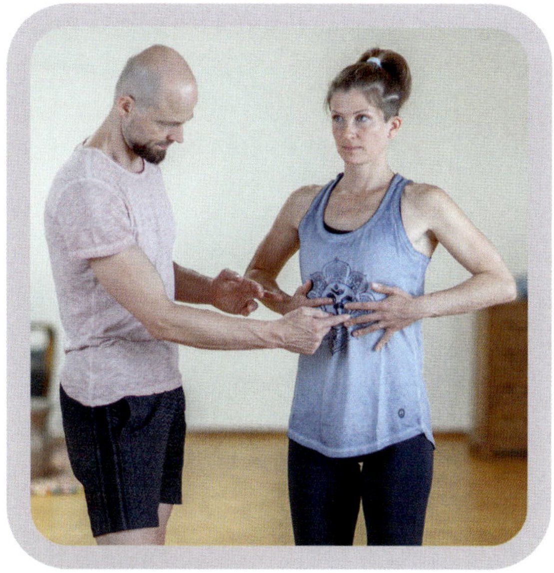

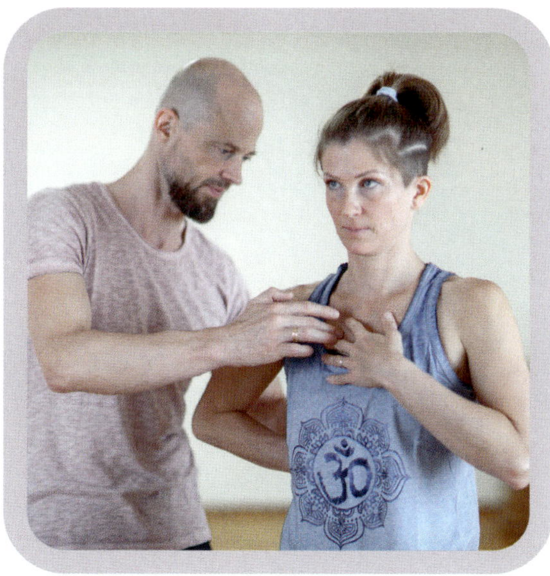

Vier-Raum-Atmung in Rückenlage, in Bauchlage und im Brett

1. Lege dich auf den Rücken. Wiederhole in Rückenlage die Vier-Raum-Atmung für einige Runden wie zuvor beschrieben. Durch die geänderte Körperlage kannst du den hinteren beziehungsweise dritten Atemraum besonders bewusst wahrnehmen.
2. Drehe dich anschließend in die Bauchlage mit den Händen am unteren Rippenbogen und wiederhole auch hier die Vier-Raum-Atmung für einige Atemzüge. Bewege weiterhin deine Hände mit der Atembewegung mit und versuche, jeden Atemraum so weit wie möglich mit in die Bewegung einzubeziehen.
3. Komme abschließend ins Brett. Dein Körper sollte dabei vom Kopf bis zu den Füßen eine gerade Linie bilden. Achte darauf, dass deine Hände sich genau unter den Schultern befinden. Falls deine Handgelenke durch diesen Stütz überfordert sind, lege stattdessen deine Unterarme auf den Boden. Atme auch hier für einige Atemzüge tief in alle vier Atemräume hinein.

Effekt

Die unterschiedlichen Körperhaltungen sprechen die tiefe Doppelhelix aus unterschiedlichen Winkeln an. So bekommst du ein ganz neues Gefühl für deine Atmung.

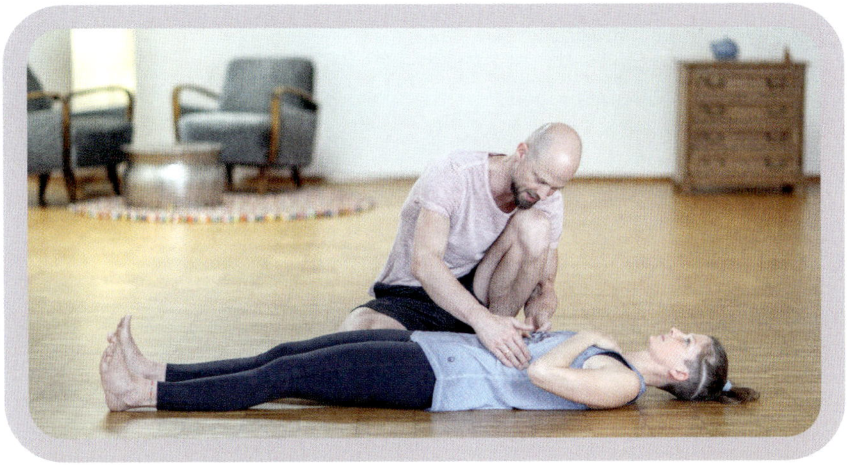

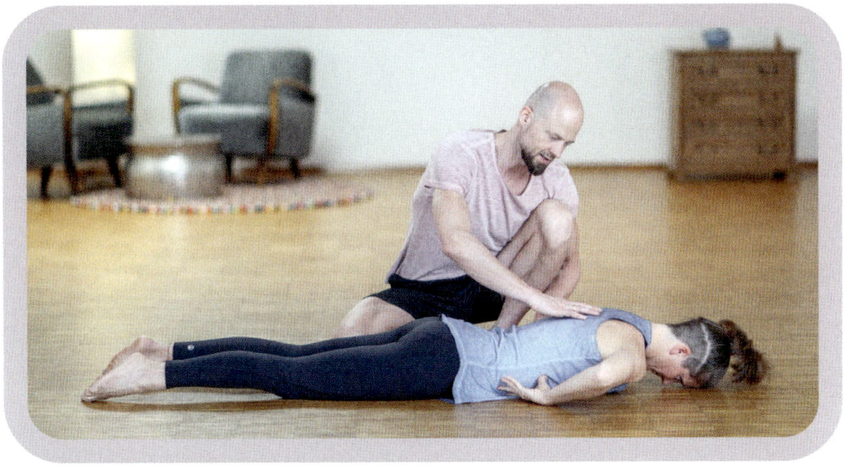

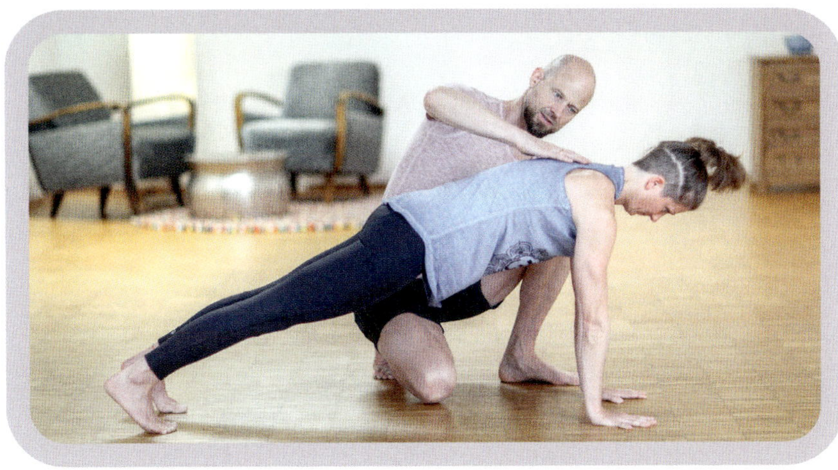

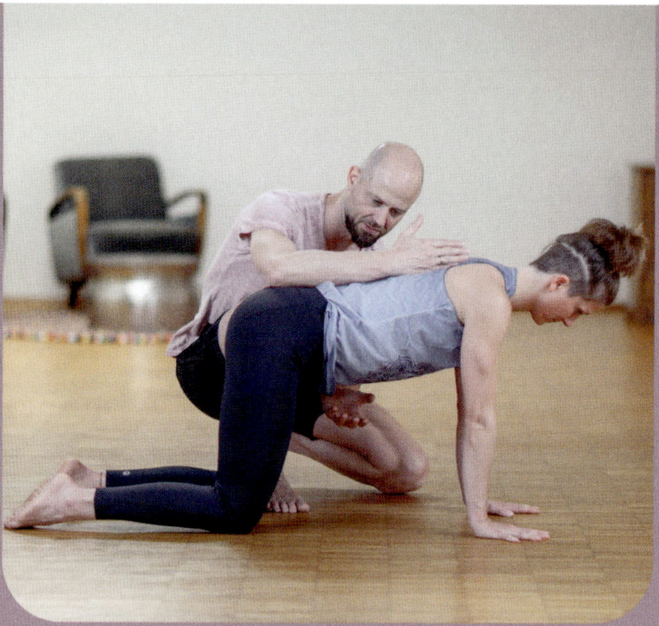

Dynamische Helixspannung für einen beweglichen Körper

Unsere Gesundheit basiert auf Bewegung. Selbst die scheinbar statische Stabilität unseres Rumpfes ist erst durch Dynamik möglich. Dafür durchziehen Faszien wie gegenläufige Helices unseren Oberkörper, geben ihm Länge und Stabilität und erlauben die Bewegung von Armen und Beinen.

Schwingende Dynamik durch den ganzen Körper

Unsere Arme und Beine sind über myofasziale Züge nicht nur mit dem Rumpf, sondern auch untereinander verbunden. Das bedeutet konkret, dass jede Bewegung des Armes sich auch auf die Beine überträgt und umgekehrt. Die verbindenden Züge winden sich wie eine Helix durch den gesamten Rumpf. So entsteht das elegante, den ganzen Körper miteinbeziehende Bild jeder funktionalen menschlichen Bewegung.

Das alles mag zunächst sehr theoretisch klingen, in der Praxis ist es jedoch – im Wortsinne – ganz offensichtlich. Ein simples Beispiel dafür begegnet uns täglich: Beim Laufen etwa schwingen die Arme – sofern wir nichts anderes erzwingen – gegengleich zu den Beinen. Der Impuls des Abdrucks mit der Wade und das Rückschwingen des Arms heben unseren Kopf. Der Blick bleibt so entspannt zum Horizont gerichtet, obwohl sich die Muskelspannung im Körper ändert und unser Rumpf sich in einer harmonischen Rotationsschwingung befindet. Der Mensch hat im Laufe der Evolution gelernt, diese Art von Bewegungsenergie im gesamten Körper rhythmisch zu speichern und wieder abzugeben. Auf diese Weise kommen wir nahezu mühelos beim Laufen voran und sind damit sozusagen statisch in unserer schwingenden Dynamik.

Gegenläufige Doppelhelix zur Steuerung von Bewegung

Abstrakt betrachtet sind es vier Schichten von gegenläufigen Helices, die unseren Rumpf umhüllen. Die beiden eher an der Oberfläche befindlichen sind unmittelbar mit Armen und Beinen – und damit der Ganzkörperbewegung – verbunden:

1. Mittlere Doppelhelix: Ein breites myofasziales Band überkreuzt sich hinten zwischen den Schulterblättern (*Musculus splenius capitis* und *Musculus splenius cervicis, Musculus rhomboideus major* und *Musculus rhomboideus minor*) sowie vorn etwas oberhalb des Bauchnabels (*Musculus serratus anterior, Musculus obliquus externus abdominis, Musculus obliquus internus abdominis, Musculus tensor fasciae latae*).
2. Oberflächliche Doppelhelix: Hinten zieht der breite Rückenmuskel (*Musculus latissimus dorsi*) diagonal über die Gesäßmuskulatur (*Musculus glutaeus maximus*) der Gegenseite in die Seitfaszie des Beines (*Fasica lata*). Vorn verbindet sich der

große Brustmuskel (*Musculus pectoralis major*) über den geraden Bauchmuskel (*Musculus rectus abdominis*) mit den Adduktoren des Beines (*Musculus adductor longus*).

Diese gegenläufigen Helices sind in sich ein myofasziales Kontinuum. Das bedeutet: Sie enden nicht einfach an einem bestimmten Körperteil, sondern durchziehen ohne Anfang und Ende unseren gesamten Körper. Diese langen Züge umspannen beziehungsweise durchziehen auch unsere Muskeln. Wir könnten also von Muskel-Faszien-Zügen (myofaszialen Zügen) sprechen.

Die beschriebenen myofaszialen Helices sind zudem untereinander sowie mit den beiden tiefer liegenden Schichten verwoben. Jede Bewegung von Arm oder Bein bringt also von außen eine Schwingung auch in die tieferen Schichten der gegenläufigen Helices. Die Schwingung sorgt dafür, dass mit jeder Bewegung die den Rumpf umgreifende gegenläufige Helix gestrafft wird und so die Wirbelsäule in die Länge gezogen wird. Das stabilisiert letztendlich unseren Rumpf.

Dynamik als das Prinzip des Lebens

Wird ein Muskel angespannt, so drückt er von innen gegen seine Faszienhülle. Von außen können wir das daran beobachten, dass der Muskel hart wird. Innerlich drückt der angespannte Muskel die Blutgefäße zusammen. Durch den Mechanismus der Venenklappen fließt das Blut Richtung Herz.

Entspannt der Muskel wieder, so weiten sich die Gefäße erneut. Neues Blut kann nachströmen. Die Muskelaktivität pumpt also das Blut, fast wie ein zweites Herz, durch unseren Körper.

Dieser Mechanismus funktioniert jedoch nur, solange wir den Muskel immer wieder anspannen und entspannen. Steht der Muskel unter dauerhafter Anspannung, so fehlen ihm die nötigen Nährstoffe. Je nach Situation ermüdet er dann und verliert die Spannung oder Bindegewebszüge schließen ihn in einer chronischen Verkrampfung ein. Die Folge eines solchen von Bindegewebe eingeschlossenen Muskels ist beispielsweise ein chronisch verkrampfter Nacken.

Dynamische Rumpfstabilität durch koordinierte Muskelaktivität

Viele Menschen versuchen, eine aufrechte Körperhaltung zu erreichen, indem sie allein mit den geraden Rückenstreckern [*Musculus erector spinae*] ihre Wirbelsäule aufrichten. Dieser Versuch ist jedoch zum Scheitern verurteilt, denn der Muskel ermüdet recht bald und wir sinken wieder in uns zusammen. Wer die Bemühung dennoch nicht aufgibt, dessen gerader Muskelstrecker verhärtet mit der Zeit. Straffe Bindegewebszüge versteifen den verkrampften Rücken. Die Folge sind schmerzhafte Verspannungen im Nacken, in der Lenden- oder Brustwirbelsäule. Vor allem im Nackenbereich lassen sich diese Verspannungen sehr häufig als harte Knoten tasten.

Um unsere aufrechte Körperhaltung langfristig, gesund und mühelos zu erhalten, nutzt unser Körper mehrere Muskeln, die sich gegenseitig abwechseln. Spannt ein Muskel an, lässt der andere locker – und umgekehrt. Insgesamt bleibt die stabilisierende Spannung im Rumpf jedoch erhalten. Durch dieses Wechselspiel aus Anspannung und Entspannung und somit auch Belastung und Entlastung können wir unsere aufrechte Haltung über einen langen Zeitraum kultivieren, ohne dass ein Bereich komplett überlastet wird oder vorschnell ermüdet.

Übungsstrecke

Mit der folgenden Übungsstrecke kannst du systematisch die vier Doppelhelices aktivieren und so deine Wirbelsäule gesund erhalten, deine Körperhaltung verbessern und viel Kraft entwickeln.

Drehgecko

1. Komme in den Vierfüßlerstand. Platziere die Hände unter den Schultern und die Knie unter der Hüfte. Dein Rücken sollte neutral sein und seiner natürlichen Krümmung folgen. Setze deine Zehen auf und hebe deine Knie wenige Zentimeter vom Boden ab. Schaffe nun eine Zugspannung mit den Oberschenkeln Richtung Arme: Die Knie streben Richtung Hände, ohne dass die Körperhaltung sich verändert. Achte darauf, die Arme so lang wie möglich nach unten zu strecken, also deine Schulterblätter fest nach vorn zu schieben.
2. Hebe nun deine rechte Hand und deinen linken Fuß etwas vom Boden ab. Halte die Balance für einige Atemzüge und erspüre die helikale Aktivität rund um den Rumpf. Du kannst die Übung intensivieren, indem du die rechte Hand von innen gegen das linke Knie presst. Das Knie hält dem Druck stand.
3. Komme in eine Drehung: Schiebe dein linkes Knie, während du den Gegendruck mit der Hand hältst, unter dem Körper nach rechts durch. In der Drehung setzt der ganze rechte Fuß auf. Rotiere langsam und kontrolliert wieder zurück und wiederhole die Übung mit der anderen Seite. Wiederhole diese Übung einige Male, abwechselnd mit rechts und mit links.

Effekt

Diese Übung bezieht Schulterblätter (*Musculus serratus anterior*) und Beine (*Musculus tensor fasciae latae*) mit ein. Die Rumpfstabilität im Bauchbereich kommt aus den diagonalen Bauchmuskeln (*Musculus obliquus internus abdominis* und *Musculus obliquus externus abdominis*). Der Brustraum wird durch die Überkreuzung der Rautenmuskeln (*Musculus rhomboideus minor* und *Musculus rhomboideus major*) sowie den Riemenmuskeln (*Musculus splenius capitis* und *Musculus splenius cervicis*) erzeugt. Kurz: Die gesamte mittlere Doppelhelix wird angesprochen und aktiviert.

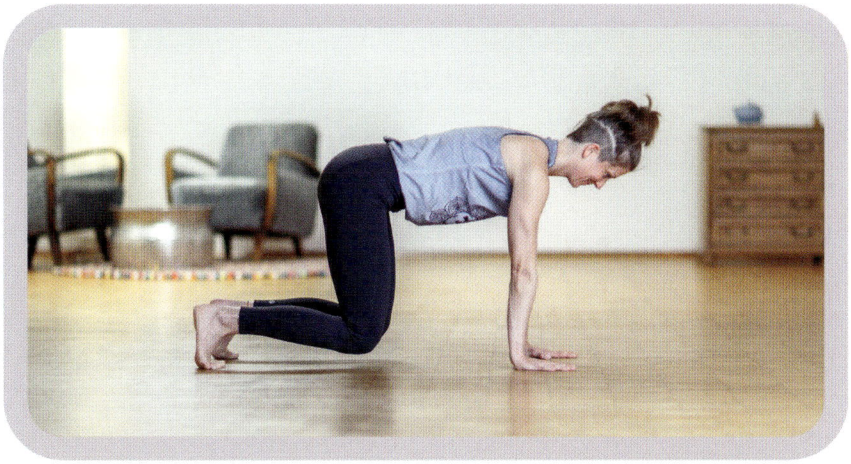

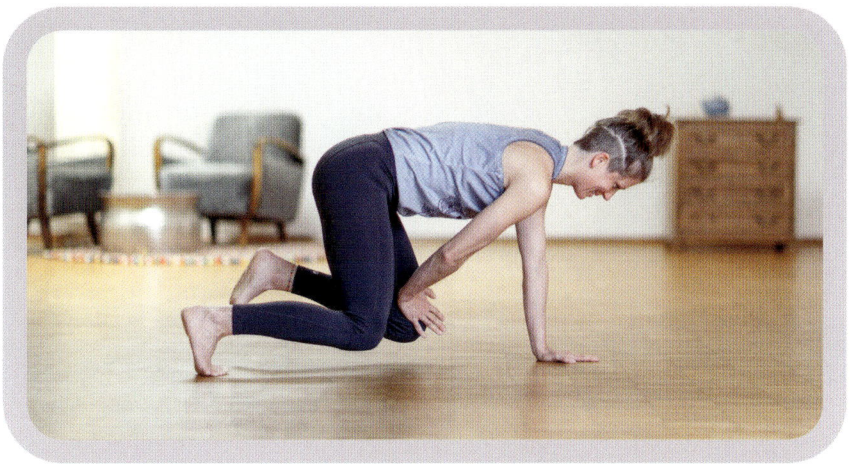

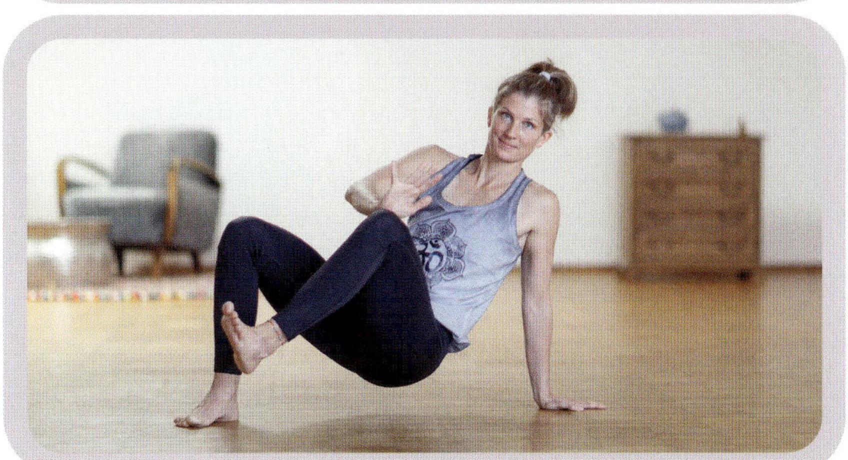

Drehameise

1. Komme in eine sitzende Haltung. Beuge die Knie und stelle die Füße so nah an dein Gesäß wie möglich. Hebe nun dein Becken an in den Tisch (Purvottanasana): Oberkörper und Oberschenkel bilden möglichst eine Horizontale. Strecke deine Arme so lang wie möglich, indem du deine Schulterblätter intensiv im Rücken zusammenziehst. Verweile hier für einige Atemzüge.
2. Hebe deinen linken Fuß und deine rechte Hand etwas vom Boden ab. Schiebe dabei das linke Schulterblatt aktiv in Richtung Boden. Spüre die Spannung diagonal über Rücken und Bauch. Du kannst diese Haltung intensivieren, indem du die rechte Hand von innen gegen dein linkes Knie drückst. Das Knie hält dem Druck stand.
3. Wieder führt dich eine Drehung weiter in die Aktivierung der helikalen myofaszialen Züge. Der Druck der rechten Hand schiebt den ganzen Körper in eine Drehung, bis das linke Knie zum Boden zeigt.
4. Drehe dich langsam wieder zurück und wechsele die Seite. Mit etwas Übung kannst du Drehgeckos und Drehameisen verbinden. So entsteht ein koordinativ herausforderndes Rotieren um die Körperlängsachse.

Effekt

Auch bei dieser Übung geht es um die Aktivierung der mittleren Doppelhelix. Das aktive In-die-Länge-Schieben der Schulterblätter und die Stabilisierung des Rumpfes in der Bewegung sind der Schlüssel dafür, die beteiligte Muskulatur effektiv anzusprechen.

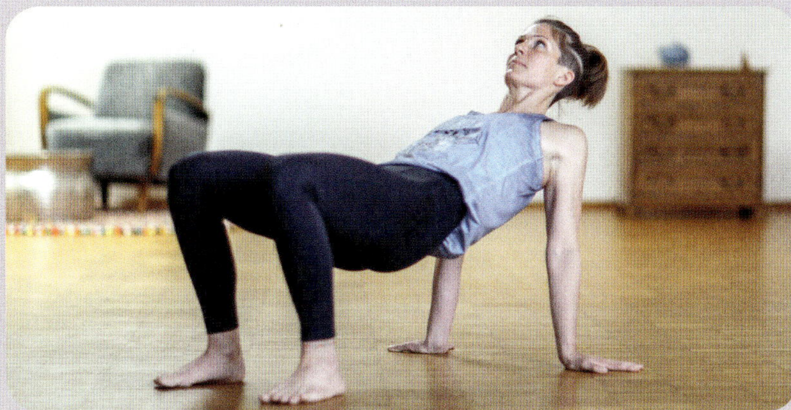

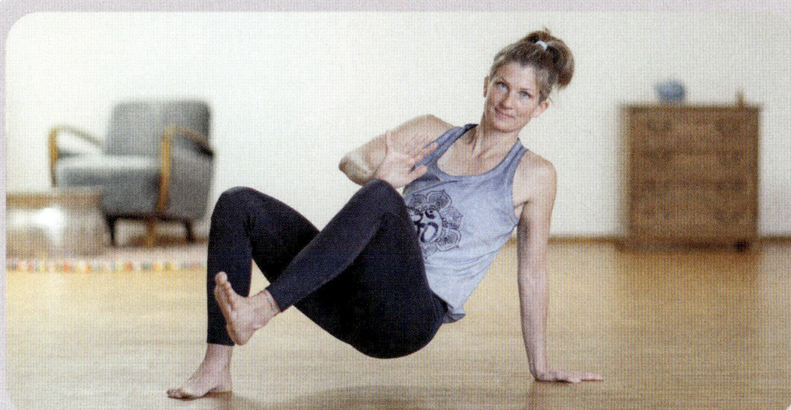

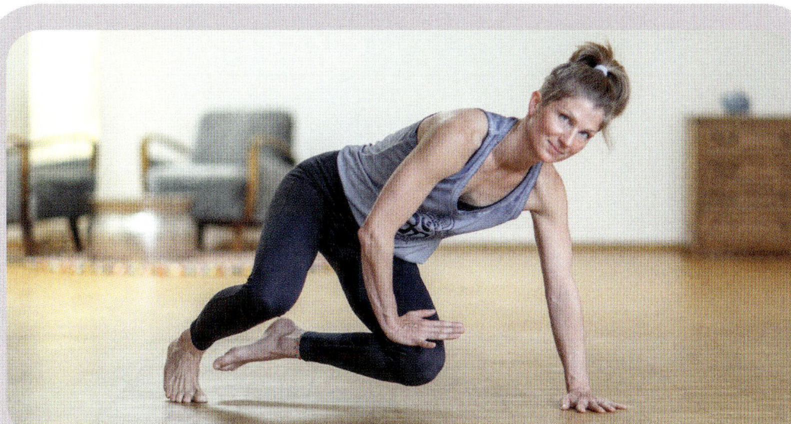

Glide and Slide

1. Falte eine Decke längs, sodass sie etwa die Maße einer Yogamatte hat. Lege sie auf einen möglichst glatten, rutschigen Boden. Stelle dich mit hüftbreitem Stand auf das hintere Ende der Decke und rutsche mit den Füßen nach vorn, sodass sich vor dir Falten in der Decke bilden. Beuge nun einatmend deine Knie in den Stuhl (Utkatasana),bis die Oberschenkel annähernd horizontal sind. Du spürst eine Anspannung in der Gesäßmuskulatur. Strecke deine Arme in Verlängerung des Oberkörpers schräg in die Höhe, die Oberarme sind neben den Ohren.
2. Mit der nächsten Ausatmung setze deine Hände vor der Decke auf dem Boden auf. Gib möglichst viel Gewicht auf deine Hände. Rolle deine Füße auf die Zehenspitzen und lege die Zehen dann um, sodass der vordere Fußrücken auf der Decke liegt.
3. Lass die Fußrücken nun mit der Ausatmung langsam nach hinten gleiten; die Decke rutscht mit. Versuche, deinen Bauchnabel nach innen zu ziehen und deinen gesamten Körper leicht gerundet zu belassen. Wenn dir die Kraft für ein weiteres Gleiten ausgeht, kannst du deine Knie und eventuell auch deine Unterarme aufsetzen. Dein Bauchnabel bleibt der höchste Punkt deiner Körpervorderseite.
4. Lege schließlich den Körper flach auf dem Boden ab, die Arme sind nach vorn gestreckt. Behalte jedoch die Körperspannung bei.
5. Spanne mit der nächsten Einatmung wieder den ganzen Körper an, am Bauch beginnend, und ziehe in umgekehrter Richtung Hände und Füße beziehungsweise Knie und Ellenbogen zueinander. Gleite so mit deinen Füßen nahe an die Hände. Setze die Einatmung fort, während du deine Knie beugst und in die Ausgangsstellung zurückkommst. Wiederhole dieses Gleiten in die Bauchlage mit jeder Ausatmung und das Zurückgleiten in den Stuhl mit der Einatmung für einige Runden, bis du eine intensive Anstrengung verspürst.

Effekt

Diese Übung aktiviert und kräftigt die oberflächliche Doppelhelix. Beim Weg nach unten ist vor allem die Körpervorderseite aktiv. Der gerade Bauchmuskel (*Musculus rectus abdominis*) hält den Bauchraum gerundet, der Brustmuskel (*Musculus pectoralis major*) und die Innenseite der Oberschenkel (*Musculus adductor longus*) halten die Körperspannung. Der Weg zurück nach oben wird durch den Zug des breiten Rückenmuskels (*Musculus latissimus dorsi*) eingeleitet. Schließlich benötigst du für die tiefe Kniebeuge (Stuhlhaltung) deine Gesäßmuskulatur (*Musculus glutaeus maximus*).

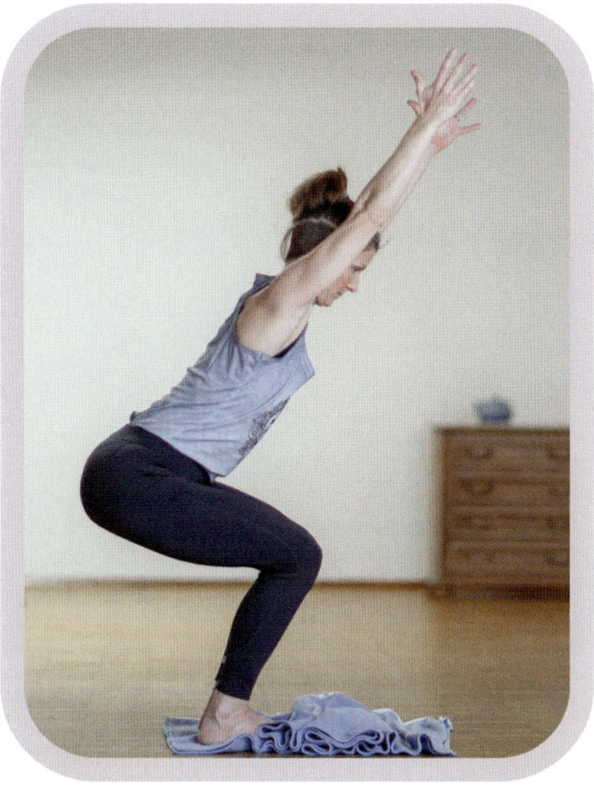

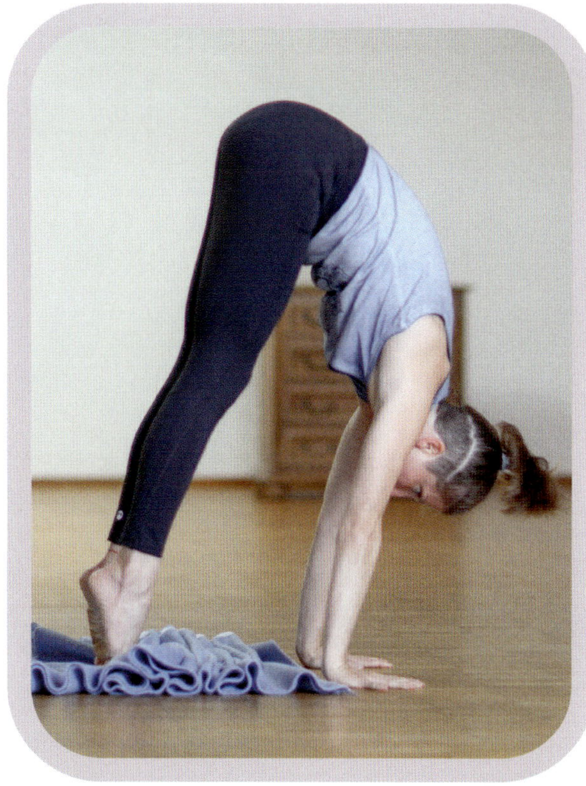

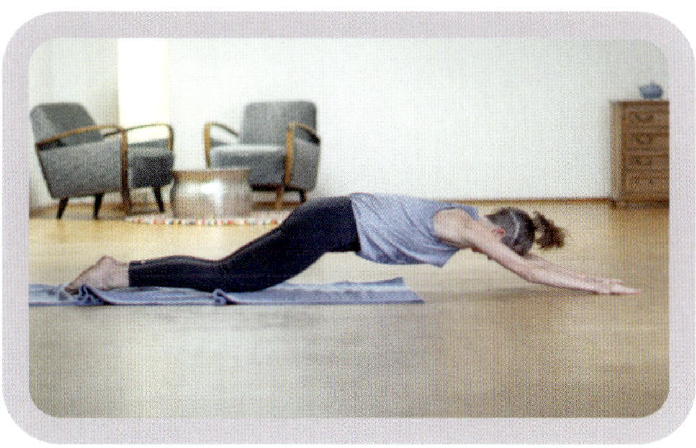

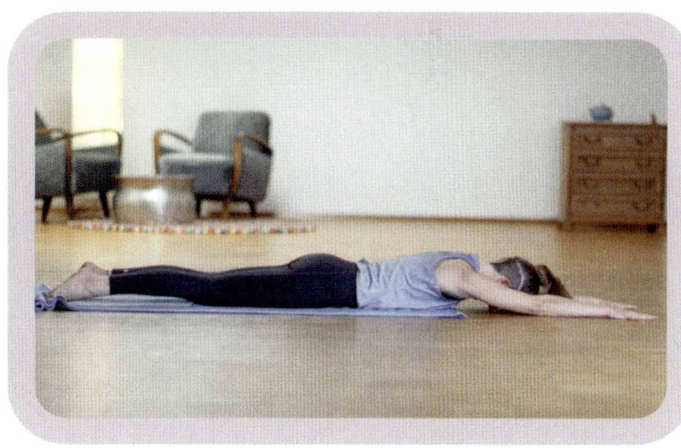

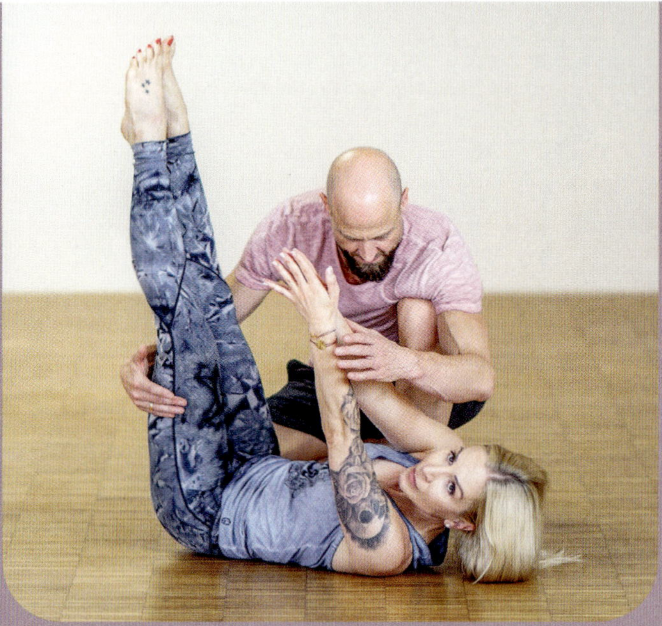

Die Bandscheiben entlasten durch Aktivierung der helikalen Faszien

Der gesunde Rücken nutzt das helikale Fasziensystem, um Bandscheiben vor übermäßigem Druck zu schützen. Straffe Faszien lassen Bandscheiben nahezu schweben und entlasten den Rumpf.

Eine einfache Rechnung?

Auf den ersten Blick scheint sich der Druck auf unsere Bandscheiben leicht berechnen zu lassen. Das Gewicht addiert sich im aufrechten Stand von oben nach unten. Die Kraft wird bei dieser einfachen Rechnung von Wirbel zu Wirbel durch die Bandscheiben übertragen.

Am Übergang zwischen Kopf zum Rumpf lastet nach dieser Rechnung die gesamte Gewichtskraft des Kopfes auf der Fläche der siebten Bandscheibe. Sehr grob abgeschätzt also sechs Kilogramm auf der Fläche von unter fünf Quadratzentimetern. Rechnerisch ergibt sich etwa 120 Kilonewton pro Quadratmeter Druck auf die Bandscheibe.

Unter den Zahlen kann man sich möglicherweise wenig vorstellen. Probiere am besten selbst aus, wie es sich anfühlt, sechs Kilogramm auf der Fläche einer Zweieuromünze zu tragen. Das ist etwa die Belastung, die deine Bandscheibe in der Halswirbelsäule einen Großteil des Tages stemmen müsste.

Beim Übergang vom Rumpf zum Kreuzbein lastet dann die Gewichtskraft des gesamten Oberkörpers von etwa 50 Kilogramm auf der Bandscheibe. Schnell berechnen wir einen Druck von etwa 300 Kilonewton pro Quadratmeter. Nun wundern wir uns, warum es so wenige Bandscheibenvorfälle gibt!

Ein Trick der Natur

Wieder einmal hat sich die Natur etwas Gutes überlegt. So sind die Bandscheiben im Idealfall kaum Druck ausgesetzt: Der Rumpf ist mit einem in mehreren Schichten aufgebauten, gegenläufig helikalen Fasziensystem umhüllt. Wirkt die optimale Spannung auf diese Faszien, so ziehen sie den Rumpf von den Seiten her zusammen. Dadurch entsteht eine Kraft, die die Wirbelsäule in die Längsrichtung streckt.

Auf den ersten Blick sehen wir nur diagonale Muskeln, doch verfolgen wir ihren Verlauf weiter, so sehen wir, wie der Faszienzug des einen Muskels sich im nächsten, ebenso diagonal verlaufenden Muskel fortsetzt.

Oberflächliche Schicht

Vom Oberarm beginnend, zieht der große Brustmuskel (*Musculus pectoralis major*) zum Brustbein. Je nach Bereich des großen Brustmuskels leitet sein Faszienzug die Kraft in den geraden Bauchmuskel der gleichen Seite oder der Gegenseite (*Musculus rectus abdominis*) weiter nach unten. So kommt die Kraft an den Schambeinästen (*Os pubis*) an. Von hier geht es weiter über den langen Schenkelanzieher (*Musculus adductor longus*) zur gegenüberliegenden Seite an die Innenseite des Oberschenkels (*Linea aspera femoris*).

Mittlere Schicht

Eine Ebene tiefer zieht der vordere Sägezahnmuskel (*Musculus serratus anterior*) von der den Rippen zugewandten Fläche des Schulterblattes nach vorn zu den Rippen. Seine Faszien gehen über in die Faszien der äußeren Zwischenrippenmuskeln (*Musculi intercostales externi*) und von dort weiter in den äußeren schrägen Bauchmuskel (*Musculus obliquus externus abdominis*).

Etwas oberhalb des Bauchnabels überkreuzt der Faser- und Kraftzug die Körpermittellinie in die tiefere Schicht des schrägen Bauchmuskels (*Musculus obliquus internus abdominis*). So kommt in einem ununterbrochenen Faszienverlauf die Spannung am vorderen oberen Darmbeinstachel (*Spina iliaca anterior superior*) an. Hier geht es weiter mit dem Spanner der Lateralfaszie (*Musculus tensor fasciae latae*) über den großen Rollhügel (*Trochanter major*) in die seitliche Faszie des Beines (*Fascia lata*).

Tiefe Schicht

Während die oberflächliche und mittlere Schicht ein mehr oder minder breites Band mit bestimmbaren Kreuzungspunkten um den Körper bilden, ist die tiefe Schicht flächiger. Sie umhüllt den Rumpf auf seiner ganzen Fläche. Wesentliche Muskeln sind hierbei die äußeren diagonalen Zwischenrippenmuskeln (*Musculi intercostales externi*) und die äußeren schrägen Bauchmuskeln (*Musculus obliquus externus abdominis*). Deren diagonaler Faserverlauf durchdringt im Brustbereich die Rippen.

Am Brustbein (Sternum) beziehunsgweise an der senkrechten Mittellinie des Bauches (*Linea alba*) überkreuzen sie die Körpermittellinie. So werden sie zu den inneren schrägen Zwischenrippenmuskeln (*Musculi intercostales interni*) und den inneren schrägen Bauchmuskeln (*Musculus obliquus internus abdominis*).

Die Überkreuzung umhüllt dabei den geraden Bauchmuskel (*Musculus rectus abdominis*) und den beim Menschen nur noch rudimentär vorhandenen geraden Brustbeinmuskel (*Musculus sternalis*). Die absteigende Diagonale verläuft jeweils vor diesem senkrechten Muskelstrang. Nach der Überkreuzung mit dem Pendant der Gegenseite verläuft die absteigende Diagonale hinter diesem senkrechten Muskelstrang.

Tiefste Schicht

Die tiefste Schicht ist weniger eine Helix als eine den Körper von innen auskleidende, quer verlaufende Faszienschicht. Von vorn nach hinten verbinden bogenförmige Faszienzüge diese Umrundung. Im Bauchbereich repräsentiert der quer verlaufende Bauchmuskel (*Musculus transversus abdominis*), im Brustbereich der beim Menschen nur rudimentär vorhandene tiefste Zwischenrippenmuskel (*Musculi intercostales intimi*) diese Umhüllung.

Auf die Spannung kommt es an

Ist genug Spannkraft der Faszien vorhanden, dann ziehen diese helikalen Züge den Rumpf zusammen. Ein wenig so, als würden wir seitlich auf einen Luftballon drücken. Dadurch schiebt sich der Rumpf in die Länge und richtet sich auf.

Die Bandscheiben stehen in diesem Zustand nicht unter Druck, sondern im Gegenteil unter Zug. Die Bandscheiben begleiten die Bewegungen dann lediglich federnd, übertragen jedoch kaum Kraft. Jede Bewegung verformt die Bandscheibe ein wenig und sorgt so dafür, dass sie mit Nährstoffen umspült und versorgt wird. Das sind für die Bandscheiben optimale Voraussetzungen, um lange elastisch und gesund zu bleiben.

Übungsstrecke

Mit der folgenden Übungsstrecke möchten wir gezielt die helikalen Faszienzüge der Körpervorderseite straffen. Sie umhüllen von hier den Rumpf und wandeln so den Druck in Zugkraft um. Dafür eignen sich kraftvolle und rotierende Übungen.

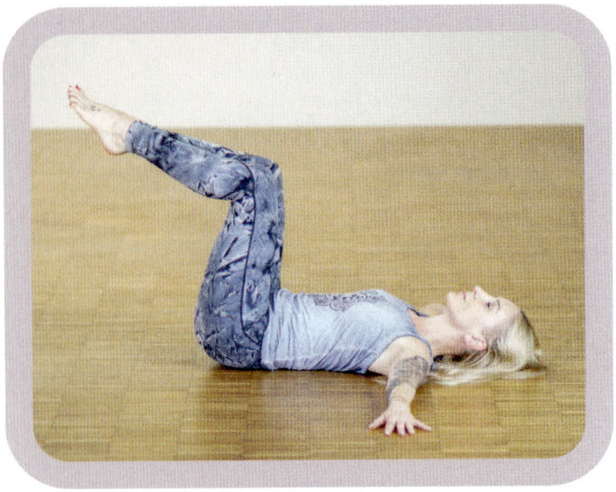

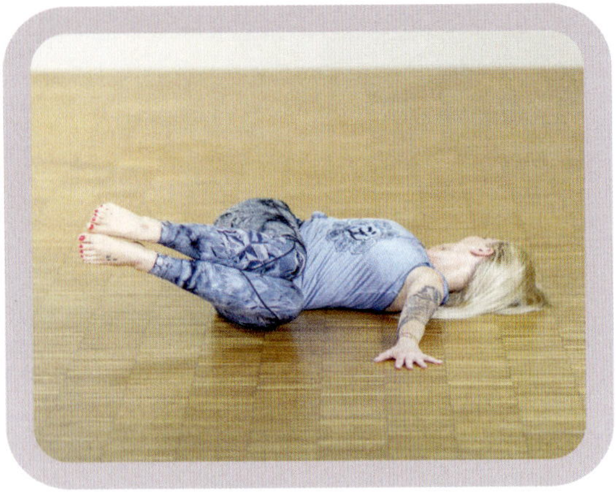

Beinpendel

1. Begib dich in die Rückenlage. Breite deine Arme seitlich auf Schulterhöhe aus und drücke mit den Handflächen gegen den Boden. Strecke deine Beine senkrecht nach oben und winkle sie dann an, sodass die Unterschenkel etwa parallel zum Boden sind. Achte darauf, dass dein Rücken in seiner natürlichen, leicht s-förmigen Krümmung auf dem Boden bleibt.
2. Senke ausatmend deine angewinkelten Beine nach links Richtung Boden. Behalte dabei die Stabilität in deinem Rumpf. Dabei hebt sich das rechte Becken vom Boden ab. Lege die Beine nicht ganz ab.
3. Hebe einatmend deine angewinkelten Beine zurück in die Mitte und schwinge sie mit der Ausatmung zur anderen Seite. Fahre mit dieser kontrollierten Pendelbewegung im Atemrhythmus fort. Der Kopf kann immer in der Mitte bleiben oder der Blick geht in die jeweils entgegengesetzte Richtung wie die Beine. Wenn deine tiefen Bauchmuskeln aktiviert sind, kannst du die Übung abschließen.

Effekt

Diese Ausführung der Pendelübung ist optimal für Personen, die sonst dazu neigen, ihren Rücken zu runden. Aber nur bei gerader Wirbelsäule sprechen wir gezielt die den Rumpf umwindenden Faszienzüge an. Mit dem Winkel in den Knien lässt sich die Hebelkraft der Beine modulieren. Wenn du die Beine etwas mehr nach vorn streckst, müssen die Bauchmuskeln mehr arbeiten. Je weiter die Knie an den Körper gezogen werden, umso leichter wird es.

Beinpendel Plus

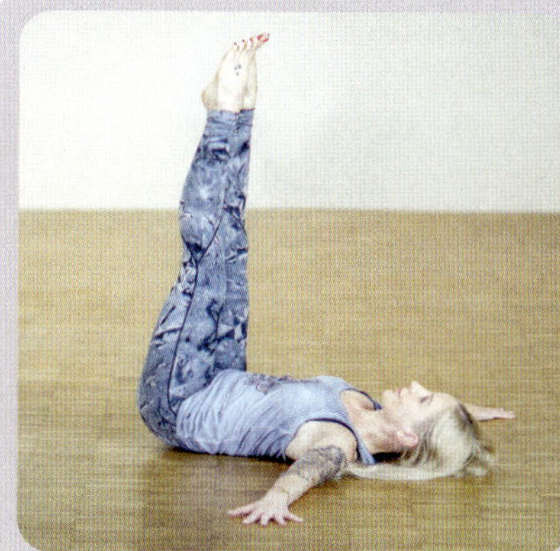

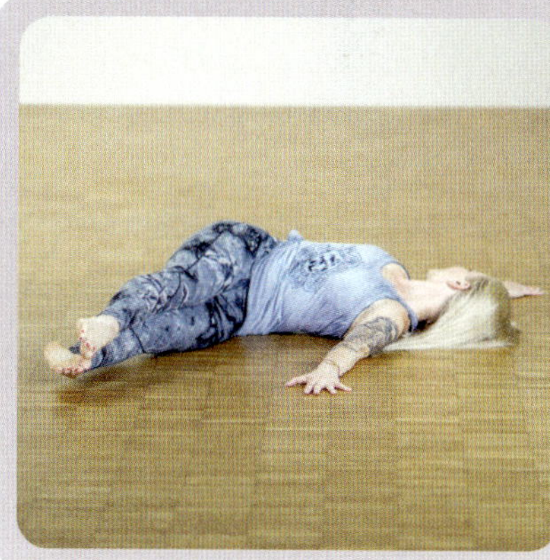

1. Die zuvor beschriebene Übung ist für Yogaübende mit schwacher Rumpfmuskulatur durchaus fordernd. Wenn du noch mehr Beanspruchung wünschst, halte deine Beine gestreckt und im rechten Winkel zum Oberkörper, während du die zuvor beschriebene Pendelbewegung ausführst. Vor allem für das Stoppen der Bewegung dicht über dem Boden ist die Aktivität deiner tiefen, helikal verlaufenden Bauchmuskeln notwendig.
2. Wiederhole auch diese Alternative, bis du die Anstrengung wahrnimmst. Dann schließe die Übung ab.

Effekt

Wohl kaum eine Übung spricht so gezielt die gegenläufig helikal verlaufenden Bauchmuskeln an. Auf den ersten Blick handelt es sich um links und rechts am Bauch liegende, diagonale verlaufende Muskeln, *Musculus obliquus internus abdominis* und *Musculus obliquus externus abdominis*. Doch bei genauerer Betrachtung sind diese Muskeln Teil einer den gesamten Rumpf umwickelnden helikalen Faszie. Diese verläuft diagonal nach unten von den Dornfortsätzen der Wirbelsäule zu den Querfortsätzen der Gegenseite. Von hier überträgt sich die Kraft wieder zum Dornfortsatz. So setzt sich die Helix immer weiter fort.

Armpendel

1. Bleibe in der Ausgangsposition der vorherigen Übung, also in Rückenlage mit wahlweise senkrecht nach oben gestreckten oder im rechten Winkel gebeugten Beinen. Strecke nun auch deine Arme senkrecht in die Luft und presse die Handflächen gegeneinander. Folge mit deinen Schultern dem Zug deiner Hände nach oben und hebe die Schulterblätter leicht vom Boden ab.
2. Senke deine gestreckten Arme ausatmend nach links. Hebe dabei deine rechte Schulter weiter vom Boden ab, deine linke Schulter sollte jedoch immer noch so weit wie möglich in der Luft bleiben. Gehe mit den Armen so weit nach unten, wie du noch kontrolliert die Spannung im Rumpf halten kannst.
3. Hebe die Arme einatmend wieder zurück in die Mitte und setze ausatmend die Bewegung nach rechts fort. Achte darauf, dass deine Arme sich beim Hin- und Herbewegen auf einer zu den Beinen parallelen Ebene bewegen. Widerstehe also der Versuchung, deine Arme näher zu den Beinen zu verlagern. Wenn sich die Ermüdung in den tiefen Bauchmuskeln sowie in den Zwischenrippenmuskeln einstellt, schließe die Übung ab.

Effekt

Diese Übung erinnert stark an einen Klassiker zur Kräftigung der schrägen Bauchmuskeln: die Crunches. Doch die etwas andere Armposition führt zu einem stärkeren, rotierenden Hebel. Wir sprechen in dieser Ausführung die gegenläufig helikalen Faszienverläufe noch gezielter an.

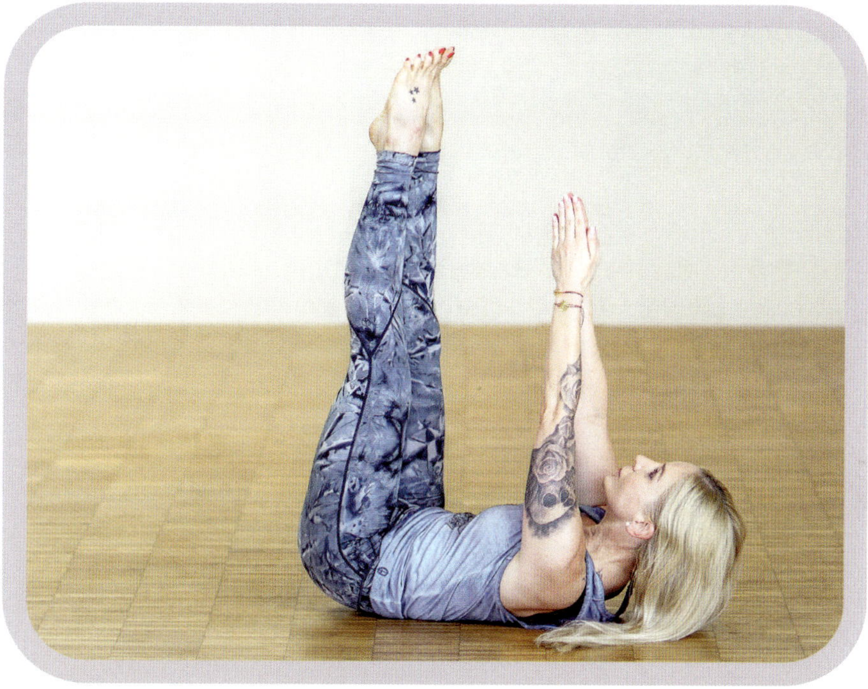

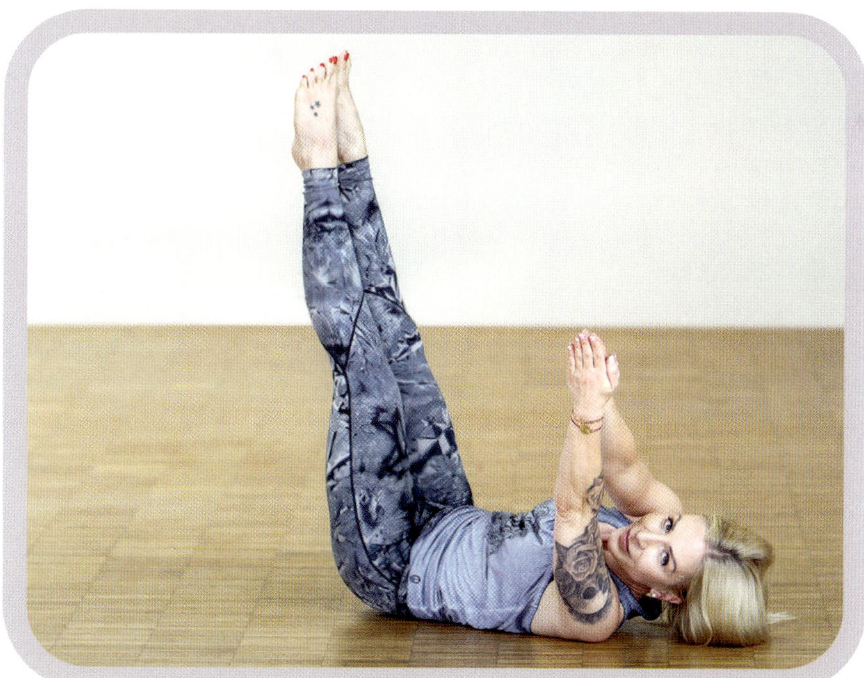

Rollschiffchen (optional)

Wenn du bereits viel Kraft entwickelt hast und die helikalen Faszienzüge noch intensiver straffen möchtest, ist diese Übung genau richtig.

1. Bleibe hierfür in Rückenlage mit angestellten Beinen. Drücke nun deine Lendenwirbelsäule fest auf den Boden. Hebe deine Schulterblätter vom Boden ab.
2. Führe erst einen Arm, dann den anderen gestreckt nach hinten und oben, am Kopf vorbei, lege die Handgelenke über Kreuz und die Handflächen aufeinander. So verschränkt, bieten sie dem Hinterkopf eine Ablagemöglichkeit. Die Lendenwirbelsäule bleibt fest auf dem Boden. Sobald diese beginnt abzuheben oder sich dein Bauch nach vorn schiebt, löse die Position auf und beginne von vorn.
3. Für noch mehr Beanspruchung strecke langsam erst ein Bein, dann das andere Bein dicht über dem Boden oder im 45-Grad-Winkel nach vorn. Wieder ist es essenziell, dass die Lendenwirbelsäule Bodenkontakt hält. Sobald sich diese zu lösen beginnt oder sich der Bauch hebt, ziehe erst ein Bein, dann das andere wieder zurück. Schon das Einnehmen dieser Ausgangsposition ist eine ernst zu nehmende Herausforderung und kräftigt dein helikales Muskelfasziensystem.
4. Halte die Körperspannung und rolle langsam und kontrolliert nach links. Halte dabei stets deine Arme und Beine möglichst gestreckt vom Boden ab. Kippe schließlich über das Becken und komme in die Bauchlage. Versuche, das Rollen möglichst koordiniert zu gestalten.
5. Wahlweise kannst du nun die Rollrichtung wechseln, also zurückrollen, oder, wenn du genug Platz hast, mehrmals in die gleiche Richtung rollen und dann erst die Richtung wechseln. In jedem Fall spürst du bald die tiefen, den Rumpf umhüllenden Muskel-Faszien-Züge und kannst diese Übung dann abschließen.

Effekt

Diese Übung ist zusätzlich zur Kraftanstrengung auch koordinativ anspruchsvoll. Dabei lernt dein helikales Fasziensystem, bei wechselnden Kraftverhältnissen ihre für die Gesundheit so wichtige Schwebespannung zu halten. Ganz besonders integriert diese Übung die Spannung von der Vorderseite des Körpers nach hinten bis zur Wirbelsäule.

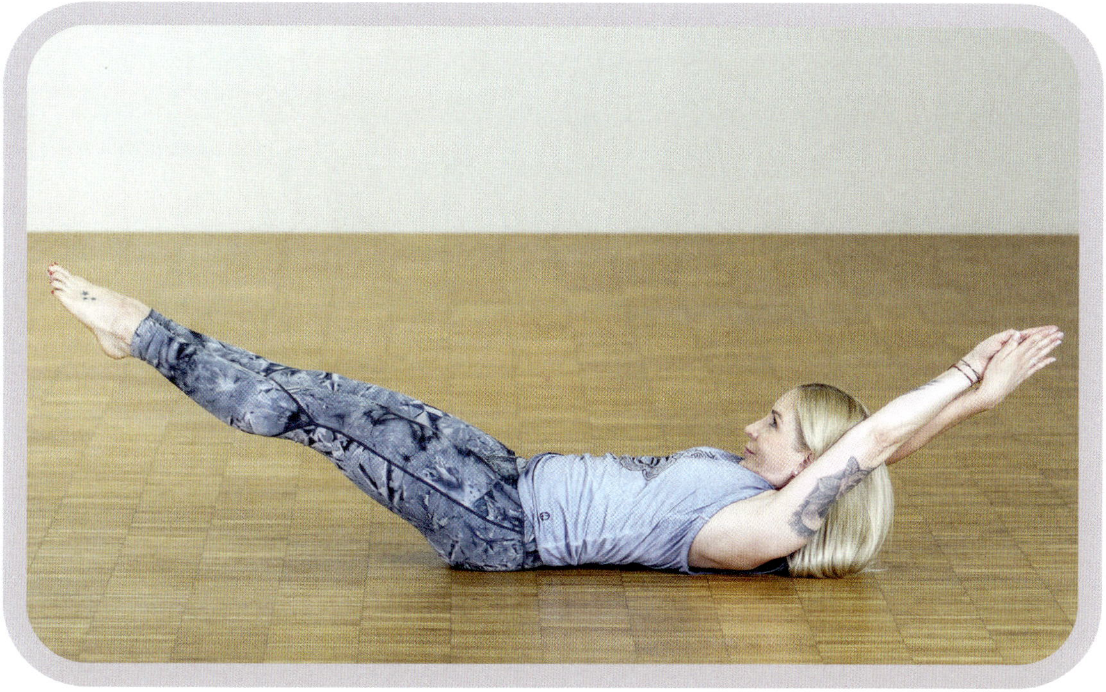

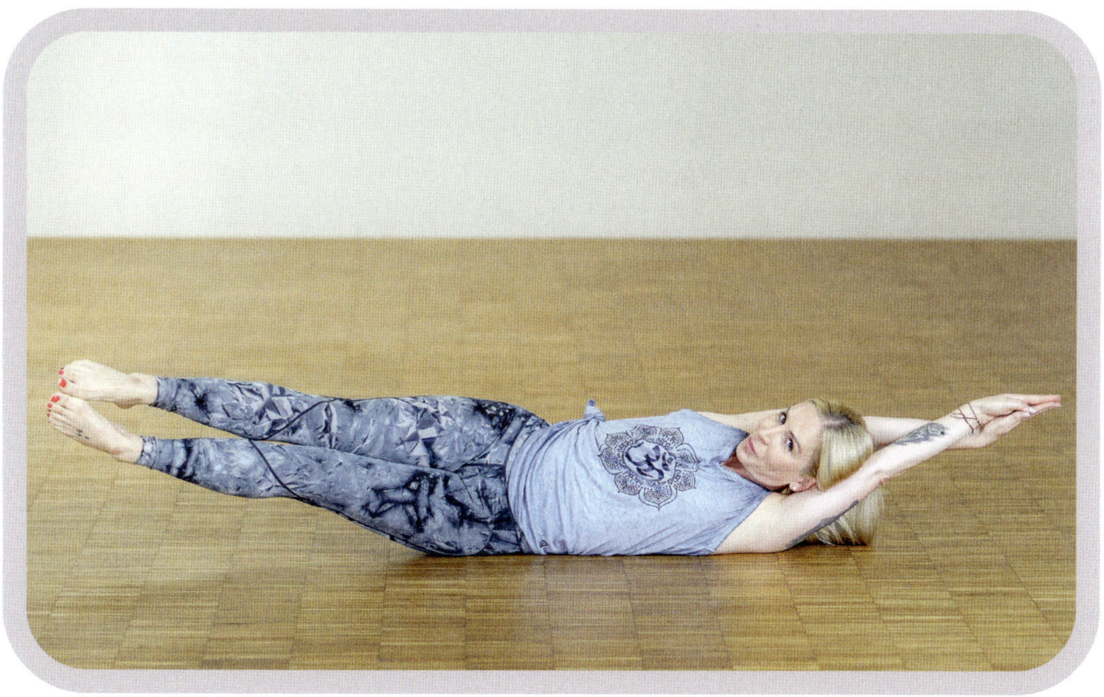

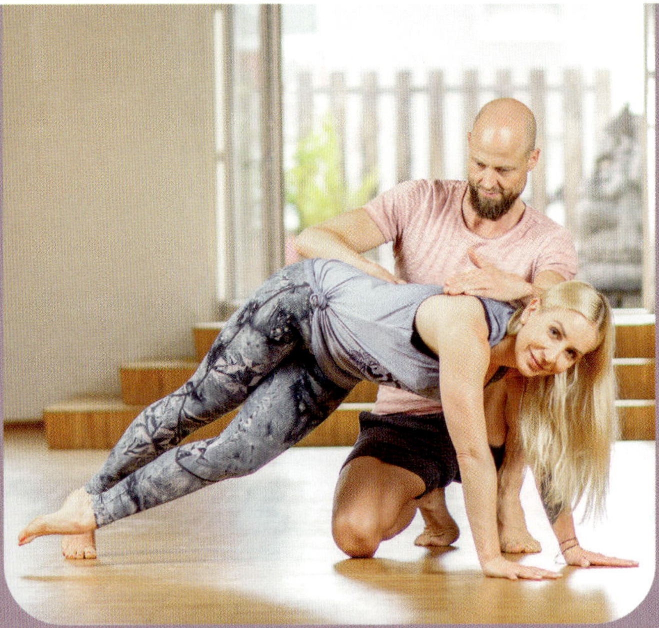

Entspannung für Nacken und Rücken

Rücken gerade!? Die Folge sind leider oft verspannte Nacken- und Rückenmuskeln. Lerne stattdessen, dich über helikale Faszien von innen heraus aufzurichten.

Brust raus! Bauch rein! Rücken gerade!

Irgendwie erscheint der Gedanke dieser Aussagen durchaus logisch, denn in der Tat sinken viele Menschen nach vorn in sich zusammen. Sie sitzen mit rundem, buckeligem Rücken stundenlang am Schreibtisch oder gehen mit nach vorn gesunkenen Schultern durch den Alltag.

Doch sich nach der obigen Anleitung aufzurichten, führt zwangsläufig zu einer Anspannung der Rücken- und Nackenmuskeln. Zunächst ist eine Anspannung der Muskulatur noch gut. Doch wollen wir diese aufrechte Körperhaltung nach Möglichkeit den ganzen Tag hindurch bewahren. Also erwarten wir von unseren Rücken- und Nackenmuskeln eine konstante Anspannung – und genau das führt zu Problemen.

Locked short

Während der Anspannung erzeugt ein Muskel eine geringe elektrische Ladung. Die Kollagenfasern, also die molekularen Bausteine unserer Faszien, sind ebenfalls leicht elektrisch geladen und richten sich nun entlang dieser Anspannung aus.

Bleibt ein Muskel konstant angespannt, so wird er mit straffen Faszienzügen durchwirkt. Er ist dann, bildlich gesprochen, in diesem angespannten Zustand eingesperrt. Daher nennen wir diesen Zustand *locked short*. Wir können ihn als verhärtete Stellen im Muskel gut ertasten.

Was uns aufrecht hält

Es ist auf den ersten Blick verwunderlich. Wenn wir gar nicht versuchen, aufrecht zu stehen, sondern lediglich die uns gegenläufig helikal umhüllenden Faszienzüge in die Atmung aktiv integrieren, geschieht etwas Wundersames: Unsere Wirbelsäule wächst in die Länge und richtet sich wie von selbst und mühelos auf. Dabei bleibt die natürliche Schwingung der Wirbelsäule erhalten – und sogar noch mit mehr Raum zwischen den Wirbeln.

Die verspannten Rückenmuskeln können nun loslassen. Die Atmung schickt wellenartig Kontraktionsimpulse durch das gegenläufige myofasziale System des Rumpfes. Hierbei breitet sich eine Kontraktionswelle mit der Einatmung vom Zwerchfell beginnend nach oben und unten aus. Eine weitere Kontraktionswelle folgt mit der Ausatmung, erneut aus der Körpermitte beginnend.

Auf diese Weise bleiben auch die im gegenläufig helikalen Fasziensystem enthaltenen Muskeln weich und entspannt. Auf jede Anspannung folgt, im Atemrhythmus, auch wieder die Entspannung. Die den Rücken tragende Funktion bleibt in diesem Wechselspiel erhalten.

Da die gegenläufigen Helices der Körperrückseite lediglich die der Körpervorderseite fortsetzen, liegen auch hier vier Ebenen übereinander.

Tiefste Schicht

Die tiefste Schicht ist weniger eine Helix als eine den Körper von innen auskleidende quer verlaufende, flächige Faszienschicht. Von vorn nach hinten verbinden bogenförmige Faszienzüge diese Umrundung. Während in der Frontalansicht die Querausrichtung hervorsticht, kommt von hinten eher die Bogenstruktur zur Geltung. Die quer verlaufende Faszie setzt sich schlicht von Querfortsatz zu Querfortsatz über die Wirbelkörper fort.

Das Zwerchfell hingegen bildet den zentralen Bogen. Es zieht gewissermaßen die Lendenwirbelsäule mit seinen Zwerchfellschenkeln (*Crus diaphragmatica*) nach oben. Der tiefe Beckenboden (*Diaphragma pelvis*) bildet einen gegenläufigen Bogen. Er zieht von innen das Kreuzbein in die Länge nach unten. Im Halsbereich setzt sich diese Bogenkonstruktion in vor der Wirbelsäule liegenden Muskeln (prävertebrale Muskulatur) und der unteren Zungenbeinmuskulatur (infrahyale Muskulatur) fort.

Diese tiefe Schicht pulsiert mit jedem Atemzug. Dafür ist schon die für die Atmung essenzielle Aktivität des Zwerchfells entscheidend.

Tiefe Schicht

Eng an die tiefste Schicht schmiegt sich die tiefe Schicht an. Auch sie wird vom Rhythmus des Atems durchdrungen.

Vom Blickwinkel auf die Körperrückseite spalten sich die äußeren schrägen Zwischenrippenmuskeln (*Musculi intercostales externi*) und Bauchmuskeln (*Musculus obliquus externus abdominis*) in zwei Blätter auf. Oberflächlich umhüllt die Rumpf-Lenden-Faszie (*Fascia thoracolumbalis*) den geraden Rückenstrecker (*Musculus erector spinae*). Von innen umhüllt eine Faszienschicht mit den kurzen und langen Rotatoren (*Musculi rotatores brevi et longi*) sowie viel gefiederten Muskeln (*Musculi multifidi*) den geraden Rückenstrecker.

Die inneren schrägen Zwischenrippenmuskeln (*Musculi intercostales interni*) und Bauchmuskeln (*Musculus obliquus internus abdominis*) übertragen ihre Kraft jeweils vom Querfortsatz zum Dornfortsatz durch den Wirbelbogen. So überkreuzen sich die beiden Diagonalen der gegenläufigen Helix am Dornfortsatz. Wie auch auf der Körpervorderseite, umhüllen sie dabei von innen und außen einen geraden Muskel-Faszien-Strang, den geraden Rückenstrecker (*Musculus erector spinae*).

Mittlere Schicht

Eine Ebene weiter außen zieht, am Hinterkopf beginnend, der Riemenmuskel des Kopfes (*Musculus splenius capitis*) beziehungsweise etwas tiefer, an den Querfortsätzen der Halswirbelsäue beginnend, der Riemenmuskel des Halses (*Musculus splenius cervicis*) diagonal zu den Dornfortsätzen der Wirbel. Dort kreuzt das etwa handbreite Band zur Gegenseite. Der kleine und der große Rautenmuskel (*Musculus rhomboideus minor* und *Musculus rhomboideus major*) übertragen die Kraft weiter zu den Schulterblättern.

Nun spaltet sich der Faszienzug in drei Bahnen auf. Zwei davon umschließen das Schulterblatt von vorn und hinten und ziehen weiter in den Arm. Die dritte läuft als vorderer Sägezahnmuskel (*Musculus serratus anterior*) in dieser mittleren Doppelhelix um den Rumpf nach vorn.

Nach einer Überkreuzung auf der Vorderseite des Körpers kommt der Muskel-Faszien-Zug über den Spanner der Seitfaszie (*Musculus tensor fasciae latae*) am Bein an. So verbindet die mittlere Doppelhelix den Nacken mit dem Bein der gleichen Seite und der Schulter der Gegenseite. Sie ist am gegenläufigen Schwingen während der Fortbewegung beteiligt.

Oberflächliche Schicht

Ganz oberflächlich spannt sich der breite Rückenmuskel [*Musculus latissimus dorsi*] diagonal über die Rumpf-Lenden-Faszie [*Fascia thoracolumbalis*] weiter zum großen Gesäßmuskel [*Musculus glutaeus maximus*]. Die Bewegungen von Bein und Arm sind so gegengleich miteinander verbunden.

Jede Bewegung bringt eine dynamische Spannung in das helikale System. Je intensiver die Bewegung, desto mehr Spannung entsteht in dem gegenläufig helikalen Fasziensystem, das den Rumpf umhüllt. Dies ist funktionell äußerst sinnvoll, da der Rumpf genau dann auch am meisten Stabilisierung benötigt.

Übungsstrecke

Mit der folgenden Übungsstrecke überträgst du die Spannung von den geraden Rücken- und Nackenmuskeln auf das helikale Fasziensystem. Wir nutzen dafür kraftvolle und rotierende Übungen.

Heuschrecke mit Beindrehung

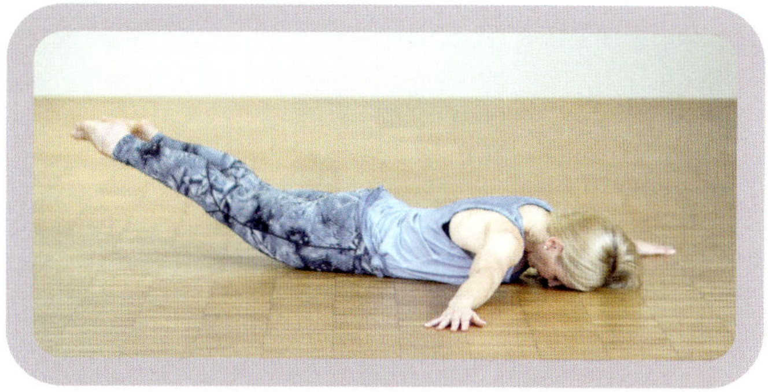

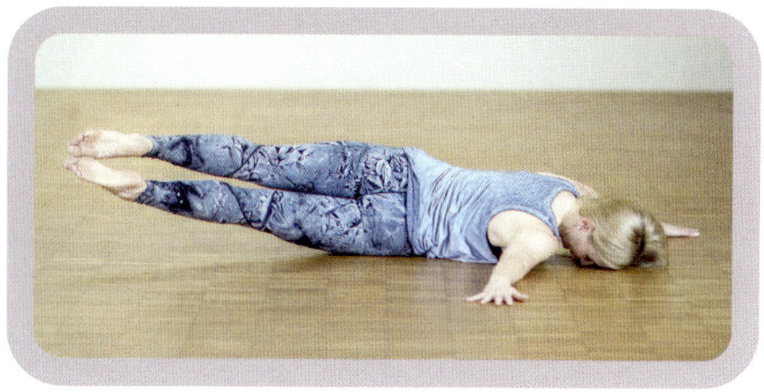

1. Lege dich auf bäuchlings auf den Boden. Breite deine Arme in Schulterhöhe weit aus und übe mit deiner Stirn Druck auf den Untergrund aus, während du deine gestreckten Beine anhebst. So entsteht Spannung an der Rückseite des Körpers.
2. Rotiere nun einatmend deine Beine nach rechts, während du dein linkes Becken anhebst. Du kannst dich mit deinen gestreckten Armen am Boden abstützen. Achte darauf, dass die Rückseite des Körpers aktiv bleibt. Die Spannung windet sich nun helikal um deinen gesamten Rumpf.
3. Rotiere ausatmend wieder zurück in die Mittelposition und dann einatmend zur anderen Seite. Spüre, wie die Spannung sich wechselseitig erst in die eine, dann in die andere Richtung um deinen Rumpf windet. Wiederhole diese Bewegung, bis du eine gewisse Ermüdung in der Körperrückseite spürst.

Effekt

Diese Übung kräftigt nicht nur die geraden Rückenmuskeln, sondern bezieht diagonal verlaufende Muskeln mit ein. Hierzu gehören tiefe Rückenmuskeln (*Musculi multifidi*) genauso wie hintere Anteile der schrägen Bauchmuskeln (*Musculus obliquus internus abdominis* und *Musculus obliquus externus abdominis*). Alle diese diagonal verlaufenden Muskeln sind Teil des gegenläufig helikalen Fasziensystems.

Heuschrecke mit Armdrehung

1. Komme in die gleiche Ausgangsposition wie oben und hebe zusätzlich Kopf, Schultern und die zur Seite gestreckten Arme an. Spüre, wie die Spannung die obere Hälfte der Körperrückseite noch mehr miteinbezieht.
2. Rotiere einatmend aus deiner Brustwirbelsäule heraus, sodass sich dein rechter Arm hebt, während der linke Arm etwas abgesenkt wird. Achte darauf, die Spannung zwischen deinen Armen aufrechtzuerhalten.
3. Komme ausatmend wieder in die symmetrische Ausgangsposition zurück und rotiere einatmend zur anderen Seite. Wiederhole diese Übung, bis die Muskulatur ermüdet.

Effekt

Diese Übung kräftigt weit mehr als nur die Rückenmuskulatur. Durch die Rotation zieht die Spannung diagonal vom linken Arm zum rechten Bein und umgekehrt. Du aktivierst also Teile der gegenläufig helikalen Faszienzüge.

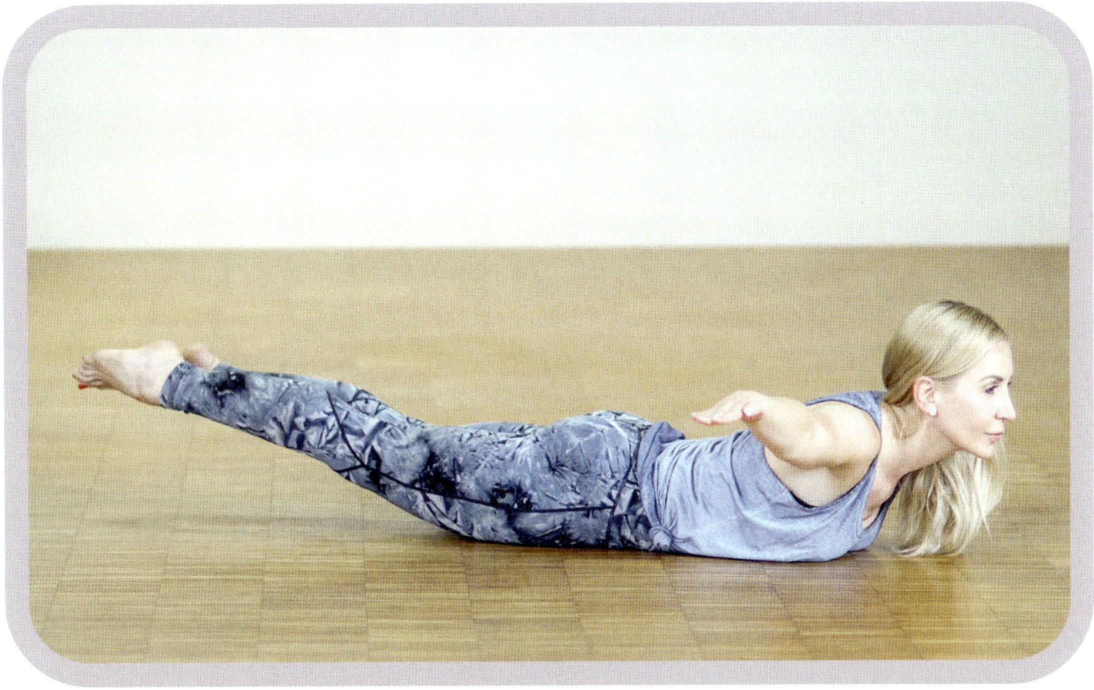

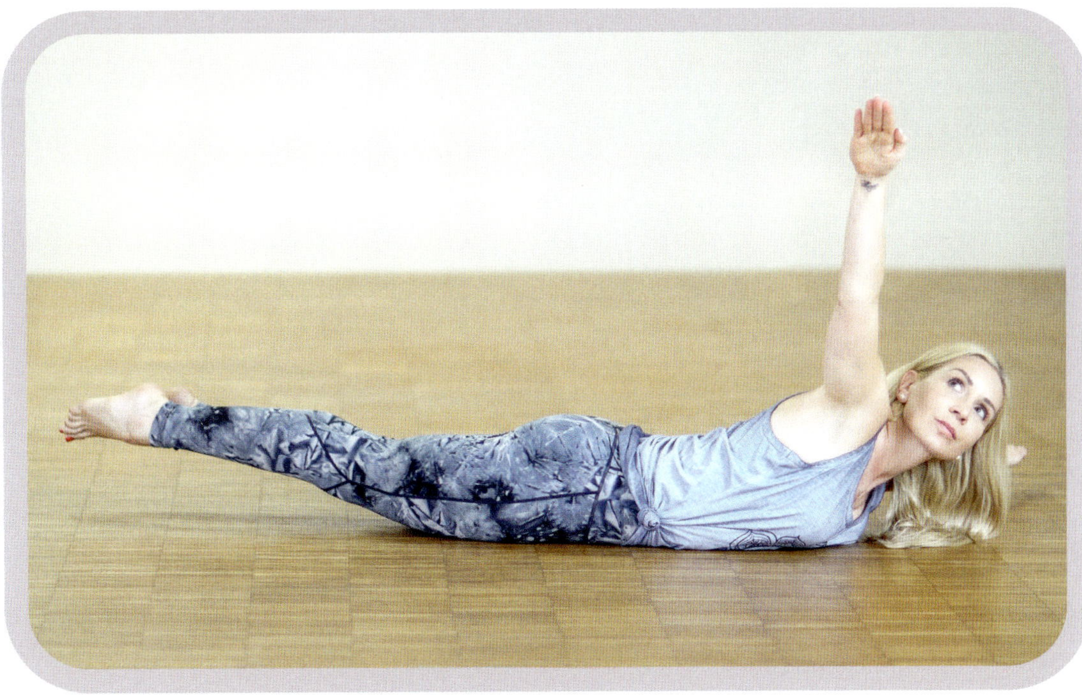

Rotierendes Brett mit Überkreuzen

1. Zum Abschluss dieser Übungsfolge komme in den Vierfüßlerstand. Platziere deine Hände genau unter den Schultern, die Zeigefinger weisen leicht nach außen. Strecke nun erst ein Bein nach hinten, dann das andere. Zwischen Schultern und Füßen bildet sich eine aktive Spannung.
2. Hebe deinen linken Fuß ein wenig. Schiebe das linke Bein beim Einatmen weit unter dem rechten Bein hindurch und tippe dort sanft mit den Zehen auf dem Boden auf. Dein Becken dreht sich dabei nach rechts. Die Achse aus Rumpf, Becken und rechtem Bein sollte jedoch stabil bleiben.
3. Ziehe dann ausatmend dein linkes Bein wieder zurück. Setze es jedoch nicht ab, sondern führe erneut einatmend die Bewegung fort, indem du es über dem rechten Bein kreuzt. Dabei dreht sich dein Becken nach links. Wieder sollte die Achse aus Rumpf, Becken und rechtem Bein stabil und gerade bleiben. Tippe auch hier nach Möglichkeit mit den linken Zehen kurz auf den Boden, ohne das Bein zu beugen. Auf dem Zenit der Bewegung wechselst du die Bewegungsrichtung. Hebe dir noch etwas Kraft auf für das rechte Bein. Komme zurück ins Brett, beide Füße auf dem Boden.

Effekt

Diese Übung setzt sich zusammen aus dem Stützen und dem Drehen. Das Stützen aktiviert die Stabilität des gesamten Rumpfes und damit auch der gegenläufig helikalen Muskel-Faszien-Züge. Die Drehung verlagert die Spannung erst in die eine, dann in die andere Richtung der Helix. So wird deine Wirbelsäule ringsum von einer kraftvollen Spannung umhüllt und in die Länge gezogen.

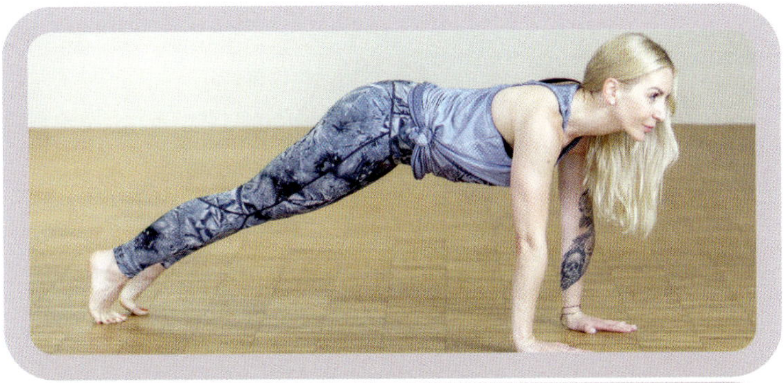

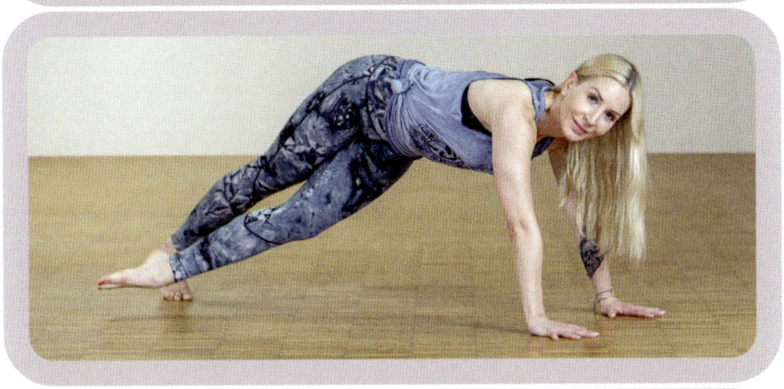

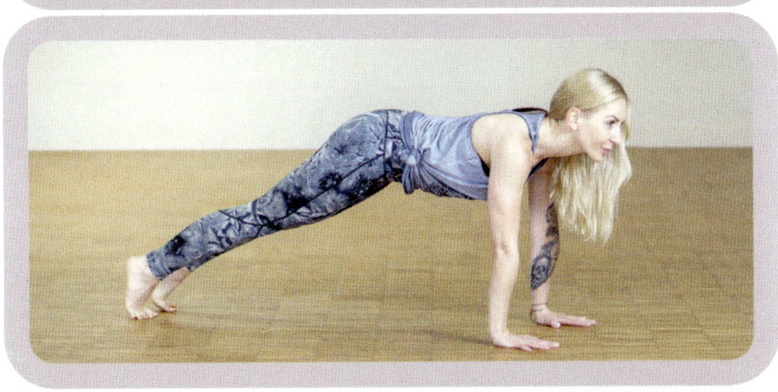

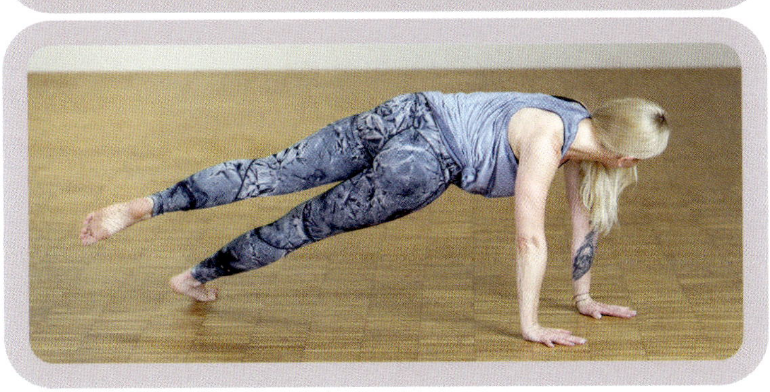

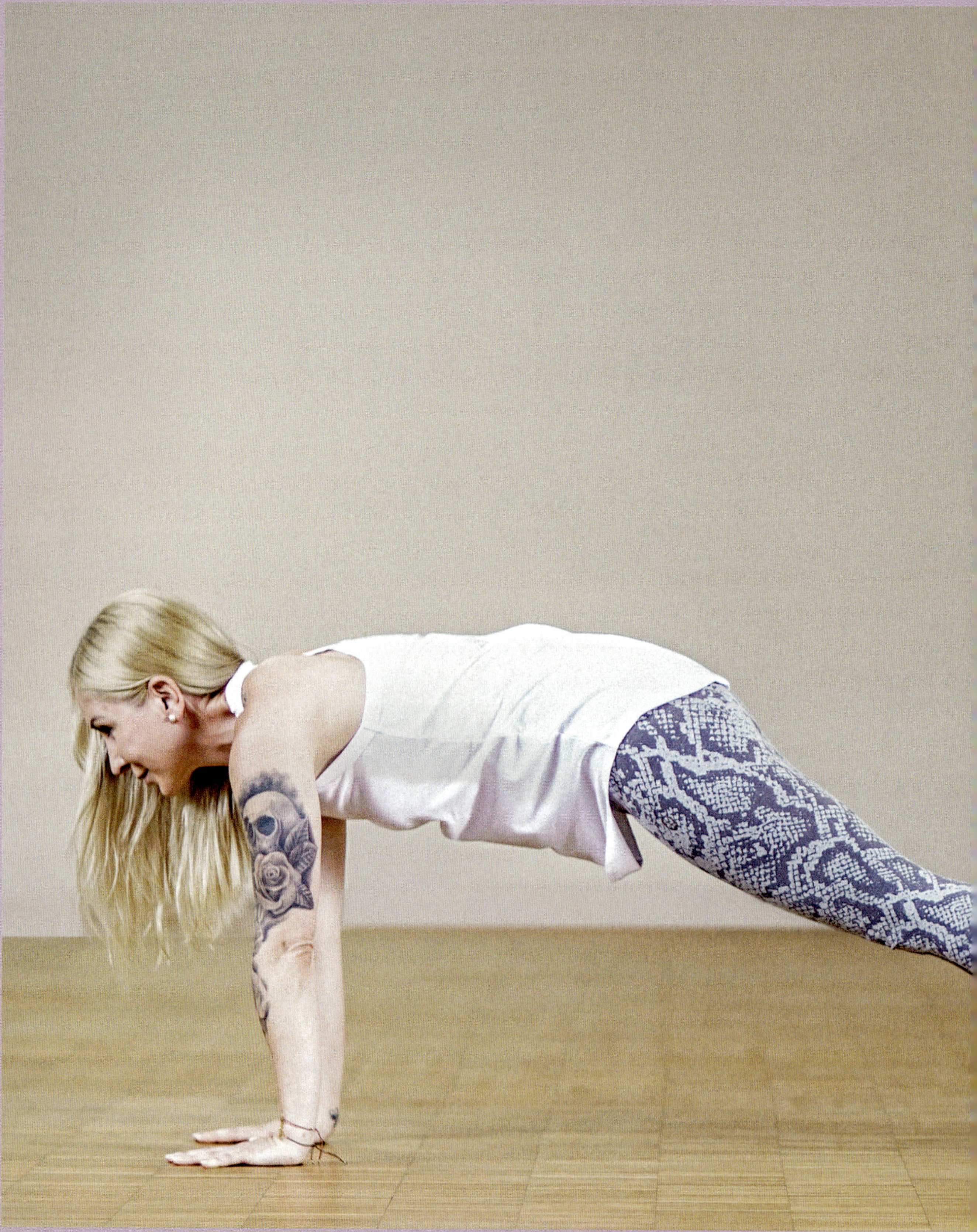

Übungen für die Arm- und Bein-Helices

Arme und Beine sind, evolutorisch gesehen, nur Ausstülpungen des Rumpfes. Die gegenläufig helikalen Züge des Rumpfes setzen sich in Arme und Beine fort. Bringst du diese auf die richtige Spannung, dann geben die Gelenke lediglich einen Bewegungsraum vor. Die Kraftübertragung erfolgt nicht durch Druck, sondern durch Zugspannung dieser gegenläufig helikalen Faszien.

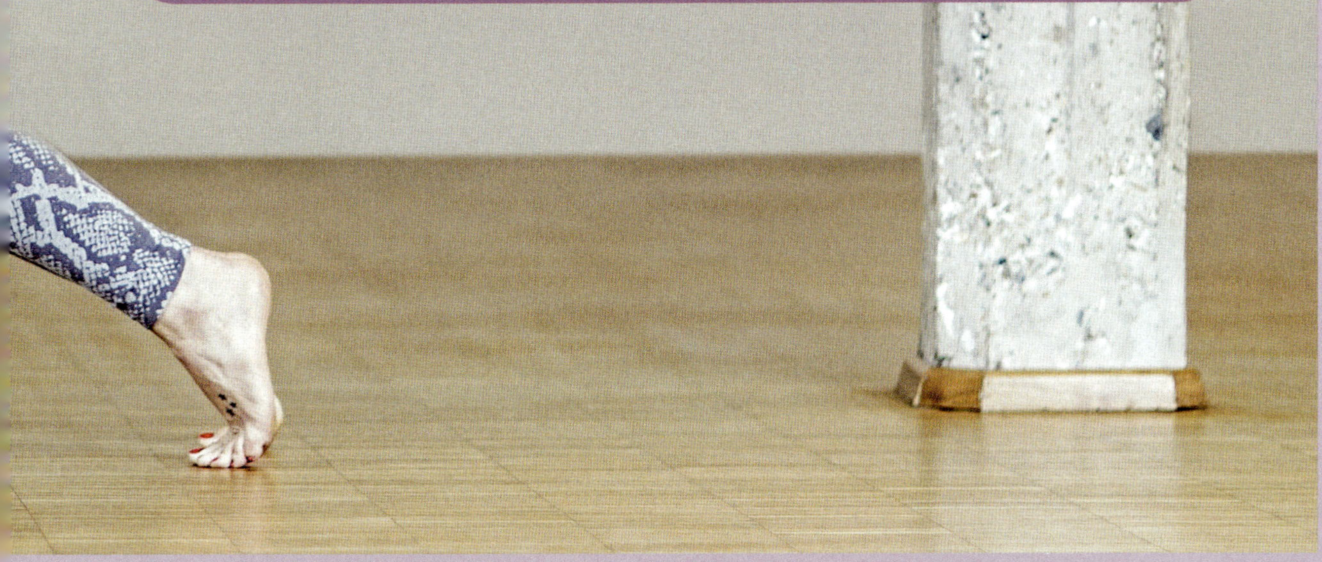

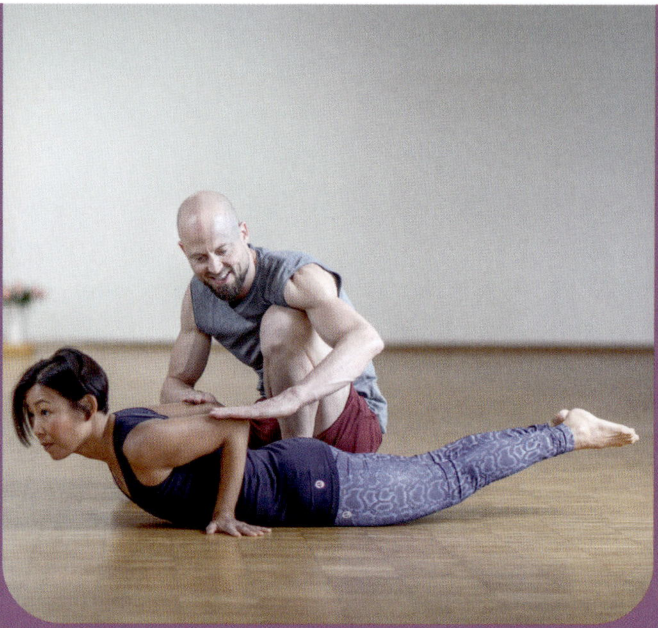

Helixspannung für gesunde Schultern, Ellenbogen und Hände

Ein großes Fasziennetz windet sich wie eine Helix in vier Strängen um den Arm. Es gibt dem Arm Stabilität und verbindet ihn zudem mit dem Rumpf. Mithilfe der folgenden Übungen aus der Yogatherapie kannst du die Helixspannung kultivieren und auf diese Weise Arme, Schultern und Ellenbogen gesund halten.

Ein Kontinuum

Betrachten wir unseren Körper, so gewinnen wir leicht den Eindruck, dass es sich bei Rumpf und Armen um zwei getrennte funktionale Bereiche handelt, doch evolutiv gesehen sind unsere Arme lediglich seitliche Ausstülpungen des Rumpfes. Diese Theorie wird auf myofaszialer Ebene noch unterstrichen. Die myofaszialen Bahnen des Rumpfes setzen sich nämlich in einem Kontinuum durch die Arme fort.

Du kannst diesen Zusammenhang leicht bei dir selbst beobachten. Nimm hierfür einige tiefe Atemzüge und erlebe, wie der Atemrhythmus noch in den Handflächen spürbar ist. Umgekehrt überträgt sich jede Bewegung der Hand oder des Armes auch auf unseren Rumpf. Arbeiten wir also mit den Armen, so wird mittelbar gleichzeitig ein Stück weit der Rumpf angesprochen.

Rotationsstabilisation: wie zwei umeinandergewundene Taue

Wie zwei Taue sind je zwei myofasziale Stränge an der Vorderseite und an der Rückseite des Armes umeinander verdreht. Durch diese Verwindung entsteht Stabilität. Gleichzeitig schaffen die Stränge die Verbindung zum Rumpf.

Die tiefer liegenden Stränge an der vorderen und hinteren Seite der Schulter stehen dabei in Verbindung mit der mittleren Doppelhelix des Rumpfes. Sie ziehen als Teil der Rotatorenmanschette über das Schultergelenk. Die höher gelegenen Stränge an der vorderen und hinteren Seite des Schulterblattes stehen in Verbindung mit der oberflächlichen Doppelhelix. Sie ziehen als großer Brustmuskel (*Musculus pectoralis major*), breiter Rückenmuskel (*Musculus latissimus dorsi*) und Deltamuskel (*Musculus deltoideus*) über das Schultergelenk.

Nach dem Schultergelenk tauschen die beiden Stränge ihre Position. Während die oberflächlichen Stränge fortan tiefer verlaufen, kommen die tiefen Stränge als Bizeps und Trizeps Richtung Haut. Am Unterarm winden sich die beiden Stränge erneut umeinander. Die tiefe Schicht wird als Unterarmmuskulatur sichtbar oder spürbar. Die oberflächliche Schicht läuft faszial zwischen den Knochen des Unterarms weiter. Sie kommt erst an der Hand wieder zum Vorschein.

Ganzheitlicher Ansatz für langfristige Gesundheit

Wie beschrieben, durchzieht das myofasziale System nicht nur jeweils einen kleinen Teilbereich unseres Armes, sondern ist mit den umgebenden Strukturen eng verbunden. Aus therapeutischer Sicht sollten wir deshalb den Arm stets als Ganzes betrachten. Entsteht etwa ein Riss in einer myofaszialen Struktur an der Schulter, so verliert der gesamte Strang seine Spannkraft, nicht nur im Bereich des Risses. Es überrascht daher nicht, dass beispielsweise eine Verletzung der Rotatorenmanschette oft oberflächlich am Oberarm spürbar ist, denn die tiefe Schicht am Schulterblatt setzt sich zur Hand hin fort und wird zur oberflächlichen Schicht am Oberarm.

Umgekehrt können wir auch präventiv die Schwebespannung des Armes nur als Ganzes entwickeln. Möchten wir etwa das Schultergelenk auf einen Handstand vorbereiten, so benötigen Ellenbogen und Handgelenk genauso unsere Aufmerksamkeit wie die Schulter. Erst dann kann sich die Schwebespannung durch den gesamten Arm fortsetzen und uns mühelos selbst durch akrobatisch anmutende Übungen tragen.

Übungsstrecke

Die diagonal ein Gelenk überspringenden Muskeln sind besonders essenziell für eine gesunde Schwebespannung. Die folgende Übungsstrecke aktiviert diese daher besonders stark. Wir beginnen bei den Händen und erweitern anschließend die Aktivierung bis nach oben zum Rumpf.

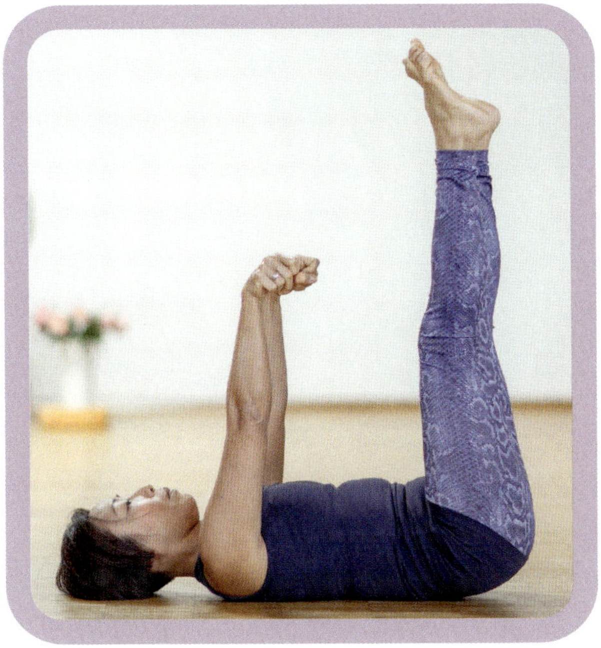

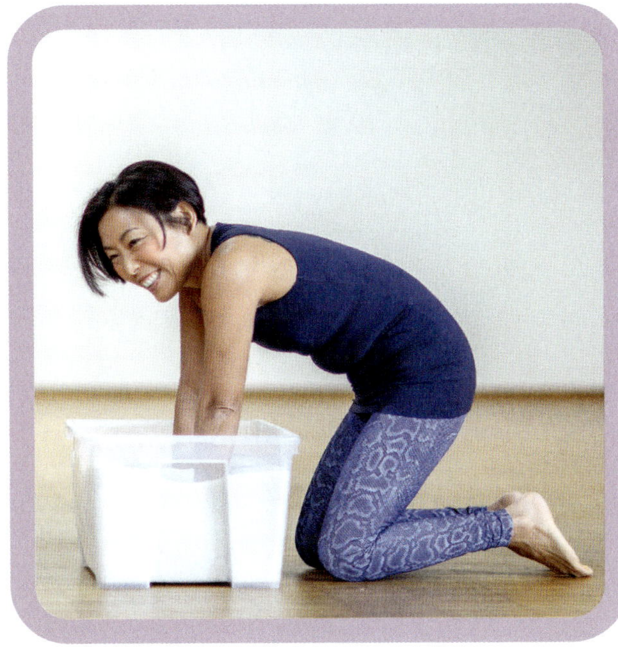

Handgelenkskreisen im Käfer

1. Lege dich rücklings auf den Boden. Strecke deine Arme und deine Beine senkrecht nach oben. Beginne nun, Füße und Hände in der Luft zu kreisen. Dies mag zunächst sehr einfach wirken. Doch nach einigen Runden wirst du die Aktivierung der Unterarm- und Wadenmuskulatur spüren. Wechsele ab und an die Drehrichtung.
2. Um diese Übung noch effektiver auszuführen, benötigst du eine große Kiste mit Reis. Knie dich vor die Kiste und strecke deine Hände in den Reis. Kreise nun mit deinen Händen, bis du die Aktivität in deinen Unterarmen spürst.

Effekt

Diese Übung aktiviert die diagonal verlaufenden myofaszialen Züge über das Handgelenk. Diese beiden Diagonalen sind Teil einer gegenläufigen Doppelhelix, die ihrerseits die Basis für die Schwebespannung in einem gesunden Handgelenk ist.

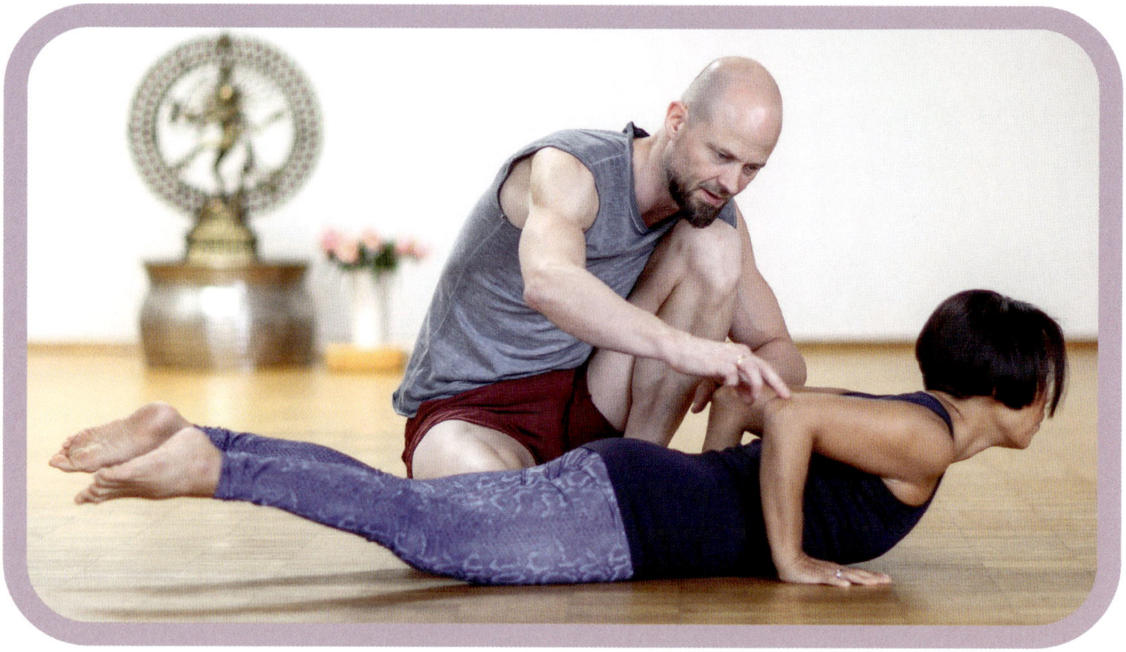

Handwischer in der Heuschrecke

1. Lege dich bäuchlings auf den Boden. Setze deine Handflächen mit den Fingern nach vorn neben dem Brustkorb auf. Achte darauf, dass deine Unterarme etwa senkrecht stehen. Hebe dann Brustbein und Beine vom Boden ab.
2. Wische mit deinen Handflächen am Boden nach innen und nach außen, die Handwurzel bleibt an Ort und Stelle. Je fester du mit deinen Armen nach unten drückst, desto höher ist der Reibungswiderstand. So kannst du die Anstrengung selbst steuern.

Effekt

Auch das Ellenbogengelenk ist von einer gegenläufigen Doppelhelix überspannt. Sie bringt das Ellenbogengelenk in seine Schwebespannung.

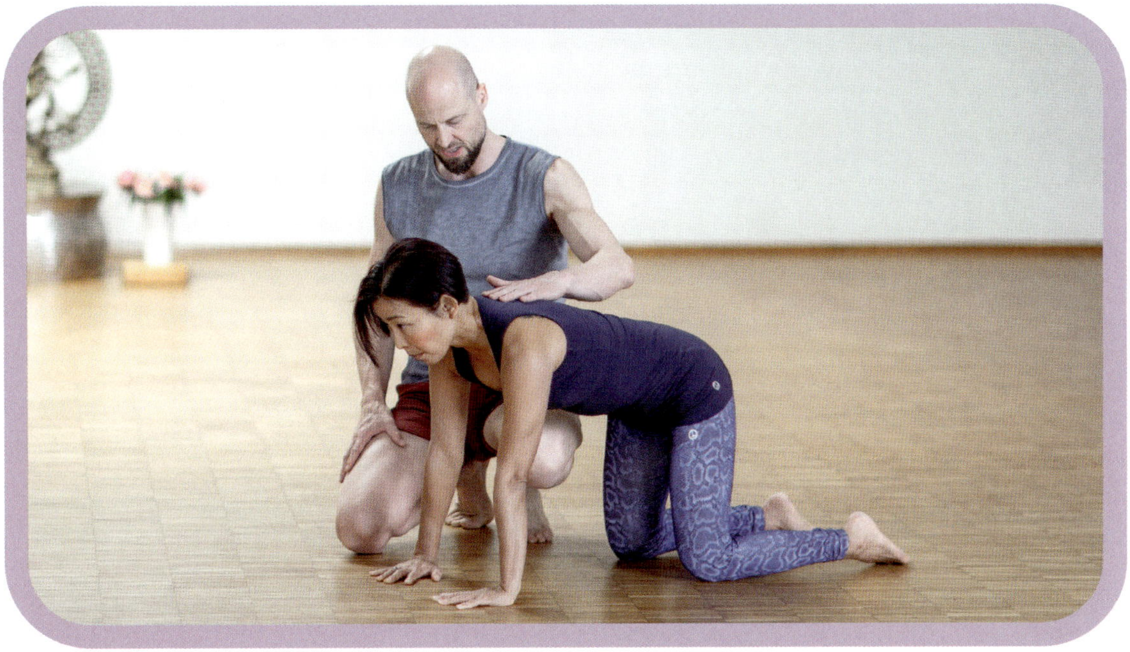

Handwischer im Vierfüßlerstand

1. Komme in den Vierfüßlerstand. Deine Knie sind unter deinem Becken, deine Hände unter deinen Schultern. Dein Rücken sollte annähernd neutral sein. Ziehe jedoch das Brustbein aktiv Richtung Boden. Daraus ergibt sich eine leichte Längswölbung um die Brustwirbelsäule.
2. Lass ausatmend durch eine Drehung der Arme deine Finger so über den Boden rutschen, dass die Finger nun nach innen weisen. Wische mit der Einatmung die Handflächen wieder in die Außenrotation über den Boden. Rotiere so aus dem Schultergelenk heraus hin und her, bis du die Aktivität in der Rotatorenmanschette wahrnimmst.

Effekt

Die Rotatorenmanschette genannte Muskelgruppe zentriert den Oberarmkopf in der Gelenkpfanne am Schultergelenk. Das Hin- und Herrutschen der Handflächen aktiviert die Rotatorenmanschette. So können die beteiligten Muskeln den Oberarmkopf in der Gelenkpfanne in seine druckentlastete Schwebespannung bringen.

Schulterblattrotation im Vierfüßlerstand

1. Bleibe im Vierfüßlerstand mit neutralem Rücken – mache weder Katzenbuckel noch Hohlkreuz. Lass den oberen Rücken einatmend zwischen deine Schultern sinken, die Schulterblätter ziehen zueinander. Versuche dabei, die untere Wirbelsäule weitgehend neutral und deine Arme gestreckt zu lassen.
2. Schiebe mit der Ausatmung deine Brustwirbelsäule nach oben und deine Arme in die Länge. Erneut sollten der untere Rücken neutral und die Arme gestreckt sein.
3. Allmählich kannst du die Auf- und Abbewegung der Brustwirbelsäule beziehungsweise der Schulterblätter in ein Kreisen überführen. Dabei bewegen sich die Schulterblätter in der lang geschobenen Position Richtung Kopf und in der eingesunkenen Position Richtung Becken.
4. Wiederhole dieses Kreisen, bis du spürst, dass die Muskultur rund um deine Schulterblätter allmählich geschmeidiger wird.

Effekt

Die Schulterblätter sind ein perfektes Beispiel für die in dieser Übungsstrecke so oft angesprochene Schwebespannung. Der Oberarmknochen ist lediglich durch myofasziale Züge mit dem filigranen Schlüsselbein und dem Schulterblatt verbunden. Die Kraftübertragung erfolgt daher hauptsächlich nicht über die Knochen, sondern über das durch Muskeln, Faszien und Sehnen eingespannte Schulterblatt. Allerdings verhärten diese Züge oft durch Bewegungsmangel oder falsche Anspannung. Diese Übung setzt genau hier an und bringt die das Schulterblatt einspannenden myofaszialen Züge in Bewegung. Anfangs kann es sein, dass es bei der Bewegung knackt oder gar kracht, aber mit der Zeit werden die Muskeln kräftiger und die Faszienzüge weicher. Dann gleitet dein Schulterblatt wieder harmonisch über den Brustkorb.

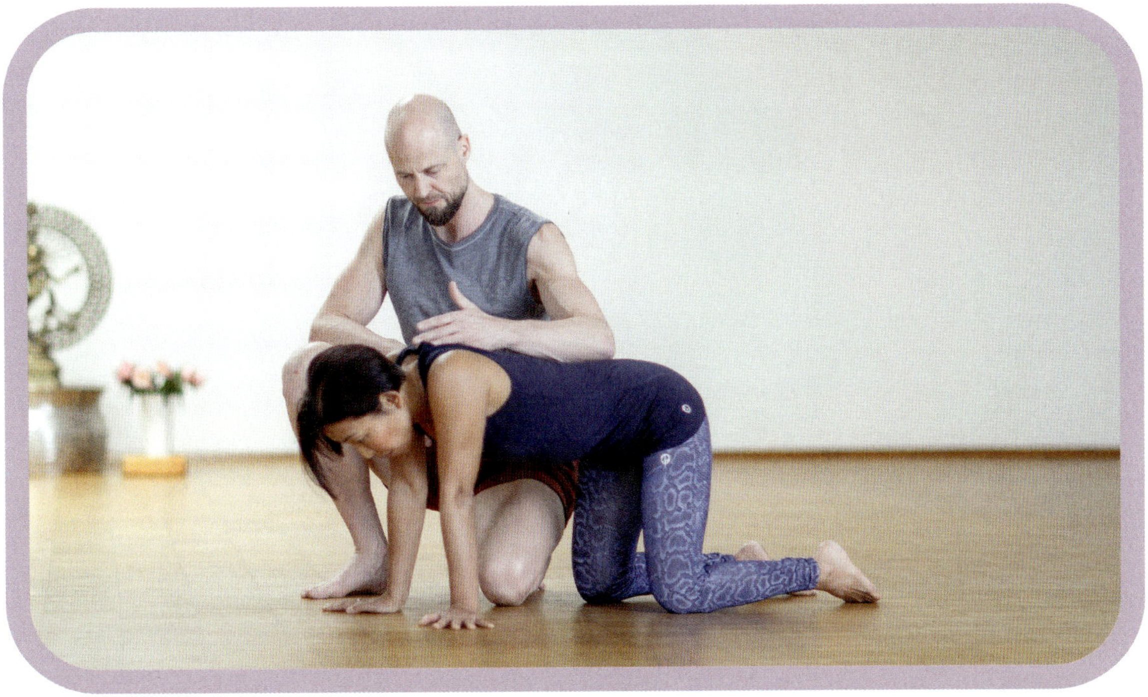

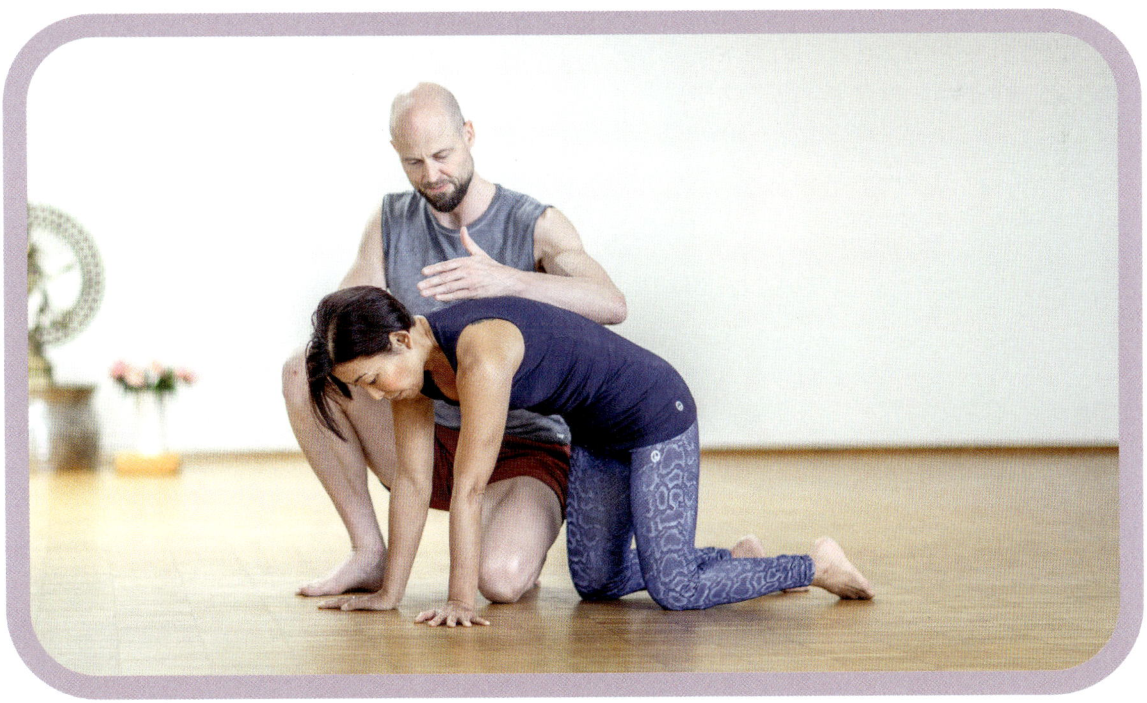

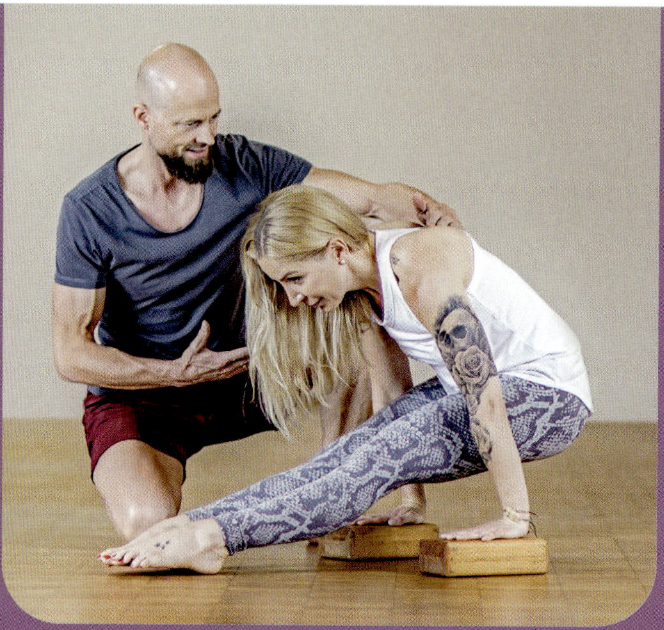

Starke Schultern durch Helixspannung

Mit gezielten Yogaübungen kannst du die helikalen Faszien deiner Schultern ansprechen. Finde auf den folgenden Seiten den Schlüssel zu gesunden Schultern und akrobatischen Armbalancen.

Das Gelenk mit dem größten Bewegungsraum

Das Schultergelenk hat als Kugelgelenk einen viel größeren Bewegungsspielraum als viele andere Gelenke, wie beispielsweise Hand-, Ellenbogen-, Knie- oder Sprunggelenk. Hinzu kommt die Beweglichkeit des Schulterblatts. Es kann sich frei in alle Richtungen über den Brustkorb schieben. Damit ist der Komplex aus Schultergelenk und Schulterblatt ohne Frage das beweglichste Gelenk im menschlichen Körper.

Der große Bewegungsspielraum macht das Gelenk allerdings auch anfällig für Überlastung oder sogar Verletzungen, denn in jedem beliebigen Winkel des Armes können Druck- oder Scherkräfte auf die Gelenke entstehen.

Die Schulter als Schlüssel für akrobatisch anmutende Yogahaltungen

Wenn du gern akrobatisch anmutende Haltungen übst, bedeutet das meist größere Belastungen auf die Schultergelenke. Handstand, Jump forward aus dem Hund in die Vorbeuge oder Jump back and through aus dem Sitz in Chaturanga, in den Handstand und zurück in den Sitz ist für einige Yogis Teil ihrer Praxis. Bei all diesen Haltungen oder Bewegungen trägt die Schulter das gesamte Körpergewicht oder bewegt es sogar.

Die gesunde Schulter ist auf diese Beanspruchung bestens vorbereitet. Um diese Kräfte aufzufangen, windet sich ein ausgeklügeltes System von Faszienzügen in mehreren Schichten gegenläufig helikal um das Schultergelenk. Befinden sich diese Faszienzüge in der optimalen Spannung, schieben sie die Schulterknochen auseinander, gegen den ausgeübten Druck, entlasten so die Gelenkflächen und schützen das Gelenk vor Verschleiß.

Das Schulterblatt schwebt

Am deutlichsten ist dies sicher an Schulterblatt und Schlüsselbein zu sehen. Der gesamte Arm ist knöchern lediglich über das eher zarte Schlüsselbein mit dem Rumpf verbunden. Diese Verbindung definiert den Bewegungsradius des Schulterblatts und dient weniger der Kraftübertragung.

Geben wir Gewicht auf unsere Arme, so ziehen Muskel-Faszien-Züge das Schulterblatt gegen die Belastungsrichtung. Der Bewegungsraum ist dabei durch den Radius des Schlüsselbeins begrenzt. Auf diese Weise wendet sich das Schulterblatt mit seiner Gelenkfläche in die Richtung, in die der Arm weist.

Der Druck auf den Arm wird von den Muskel-Faszien-Zügen abgefangen. So werden die zarten Gelenke zwischen Schlüsselbein und Brustbein beziehungsweise Schlüsselbein und Schulterblatt im Idealfall kaum belastet. Das Schulterblatt »schwebt«, von den Muskel-Faszien-Zügen gespannt und gehalten, über dem Brustkorb.

Der Oberarm zentriert sich unter dem Schulterdach

Das gleiche Prinzip setzt sich in der Verbindung zwischen Schulterblatt und Oberarm fort. Der Oberarmkopf hat einen relativ großen Durchmesser. Die Gelenkpfanne ist gemessen daran klein. Von oben ist der Oberarmkopf vom Schulterdach überdeckt und so vor Stößen von oben geschützt.

Ebenso wie Schulterblatt und Rumpf sind auch der Oberarmkopf und die Mitte der Gelenkpfanne am Schulterblatt mittels Faszienzügen eingespannt. Dabei verläuft der Kraftvektor der Spannung teilweise diagonal über das Gelenk. So wird das Gelenk nicht in die Pfanne hineingezogen, sondern über der Gelenkpfanne aufgespannt.

Insgesamt sind die diagonalen Kraftvektoren Teil der gegenläufig helikalen Faszienzüge. Sie überspannen das Schultergelenk und bringen es in eine funktionelle Einheit mit dem gesamten Arm.

Übungsstrecke

Mit der folgenden Übungsstrecke kannst du die gegenläufig helikalen Faszienzüge über das Schultergelenk in eine harmonische Spannung bringen. Jede Übung führen wir aus unterschiedlichen Winkeln aus. So bleibt das Schultergelenk auch bei vielseitiger Belastung in der Schwebespannung. Zugegeben, die Übungen sind ziemlich fordernd. Sie richten sich vor allem an Menschen, die auch andere körperlich anspruchsvolle, anstrengende Haltungen wie beispielsweise einen Handstand erlernen möchten.

Schulterrotation im Vierfüßlerstand

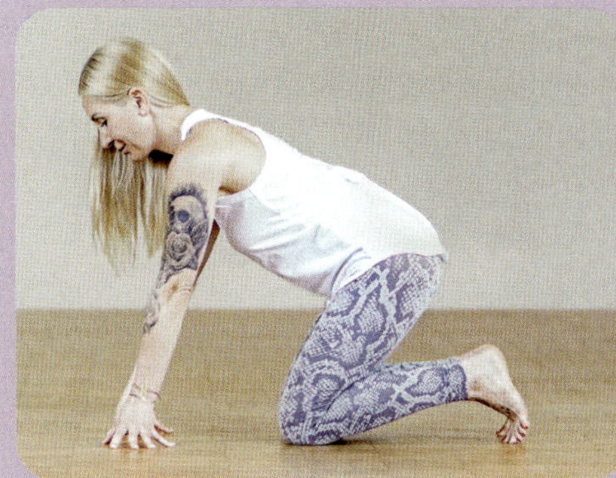

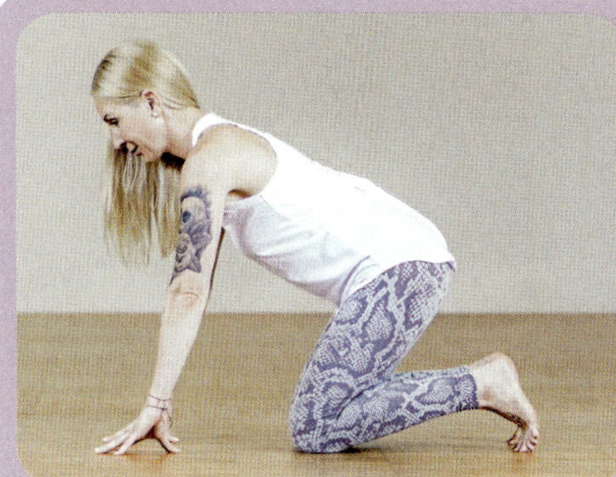

1. Beginne im Vierfüßlerstand. Platziere deine Hände unter deinen Schultern und deine Knie unter deiner Hüfte. Halte deine Arme harmonisch gestreckt. Schiebe nun das Gesäß ein wenig nach hinten, sodass nicht mehr ganz so viel Gewicht auf den Händen und Armen liegt.
2. Wische mit deinen Händen gegen den Widerstand des Bodens nach außen und wieder nach innen. Achte darauf, dass die rotierende Bewegung direkt aus dem Schultergelenk selbst kommt. Der Oberarm dreht sich, während das Schulterblatt weitgehend in Ruheposition bleibt.
3. Wiederhole diese Bewegung, bis du eine leichte Ermüdung in der das Schultergelenk überspannenden Muskulatur verspürst.

Effekt

Diese Übung aktiviert die diagonal den Oberarm mit dem Schulterblatt verbindenden Muskeln. Diese sind Teil der gegenläufigen Helix des Armes. So kommt der Oberarmkopf in eine Schwebespannung über seiner Gelenkpfanne. Der Arm befindet sich hier etwa 90 Grad vor dem Rumpf. Dies entspricht beispielsweise der Armposition im Brett. Unsere Wischübung ist also eine gute Vorbereitung für eine gesunde Ausführung der fordernden Bretthaltungen.

Variante

Je mehr Gewicht du auf deine Hände gibst, desto anspruchsvoller wird die Übung. Umgekehrt kannst du die Übung leichter gestalten, indem du dein Gesäß weiter nach hinten verlagerst und so weniger Gewicht auf den Händen ruht.

Schulterblattrotation im Brett

1. Direkt aus der vorherigen Übung belasse deine Hände so auf dem Boden, dass deine Zeigefinger etwa nach vorn oder minimal nach außen weisen. Strecke dann langsam erst ein Bein und dann das andere nach hinten und stelle die Zehen auf. Versuche, deinen gesamten Körper zu stabilisieren, sodass er vom Schultergürtel bis zu den Fersen eine stabile Gerade bildet.
2. Schiebe einatmend deine Arme kraftvoll in die Länge und den Schultergürtel nach oben. Achte darauf, dass dein Rücken annähernd gerade bleibt, sich also nicht zu sehr rundet.
3. Lass anschließend mit Ausatmung das Brustbein so tief wie möglich sinken, die Schulterblätter streben zueinander. Achte dabei erneut darauf, mit dem Rumpf stabil zu bleiben. Widerstehe der Tendenz, mit dem ganzen Körper nach unten und ins Hohlkreuz zu sinken.
4. Wiederhole diese Übung einige Male. Wenn du ein Gefühl für die Bewegung bei gleichzeitiger Stabilisierung des Rumpfes entwickelt hast, kannst du den Schulterbereich nicht nur hoch- und hinunterschieben, sondern in eine Art Kreisbewegung bringen. Mit der Ausatmung sinkt das Brustbein, die Schulterblätter bewegen sich nach hinten und oben, weg von den Ohren. Mit der Einatmung schiebst du die Arme wieder in die Länge und bewegst deine Schultern Richtung Ohren.
5. Anfangs wirst du schon nach einigen Kreisen die Ermüdung der das Schulterblatt umspannenden Muskulatur spüren. Mit der Zeit schaffst du immer mehr Runden.

Effekt

Während die vorherige Übung die das Schultergelenk überspannenden gegenläufig helikalen Faszienzüge strafft, arbeitest du nun an der Anbindung des Schulterblattes an den Rumpf. Das Schulterblatt kommt über den Rippen in einen gesunden, gehaltenen Schwebezustand. Dieser kann auch bei körperlich fordernden Haltungen bestehen bleiben.

Optionen

Du kannst diese Übung weniger beanspruchend gestalten, indem du deine Knie auf dem Boden ablegst. Umgekehrt wird sie mit einer leichten Erhöhung unter den Füßen, indem du diese beispielsweise auf zwei Yogaklötze oder eine Treppenstufe stellst, fordernder.

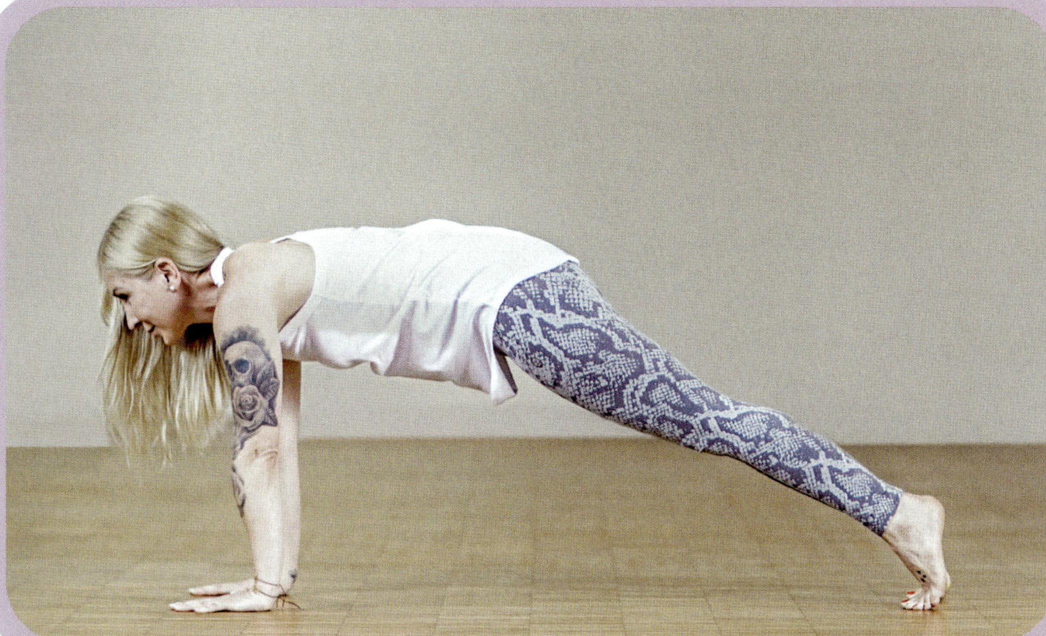

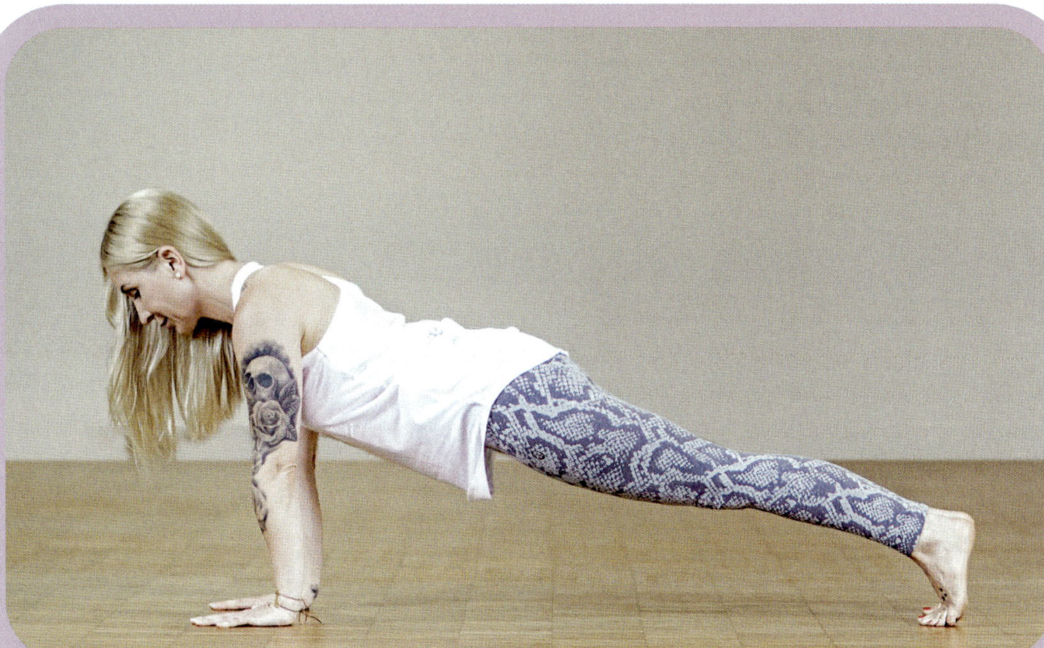

Schulterblattrotation in Bauchlage

1. Lege dich bäuchlings auf den Boden. Strecke deine Arme am Kopf vorbei nach vorn, knapp über dem Boden. Bewege dabei aktiv deine Schulterblätter mit. Schiebe die Arme nach vorn heraus, als ob du mit beiden Händen etwas greifen wolltest. Die Stirn bleibt während der ganzen Übung am Boden.
2. Rotiere aus den Oberarmen im Wechsel nach innen und nach außen. Die Hände führen die Bewegung an. Achte darauf, dass die Bewegung weder aus den Unterarmen noch aus den Schulterblättern kommt, sondern direkt aus dem Schultergelenk (Oberarmkopf und Gelenkpfanne). Schnell wirst du die Herausforderung deiner Rotatorenmanschette, also der tiefen Muskulatur zwischen Schulterblatt und Oberarm, spüren.

Effekt

Die Spannung der Rotatorenmanschette in dieser oberen Armposition ist essenziell, um im Yoga häufig ausgeführte Übungen wie den herabschauenden Hund, den Unterarmstand und den Handstand auf gesunde Weise praktizieren zu können.

Achtung

Es ist schon etwas anspruchsvoll, die Rotatorenmanschette unter diesem Winkel anzusprechen. Daher ist diese Übung nur bei gesunden Schultern zu empfehlen. Dann jedoch ist sie gut geeignet, einer Verletzung oder Überforderung bei anspruchsvollen Yogahaltungen vorzubeugen.

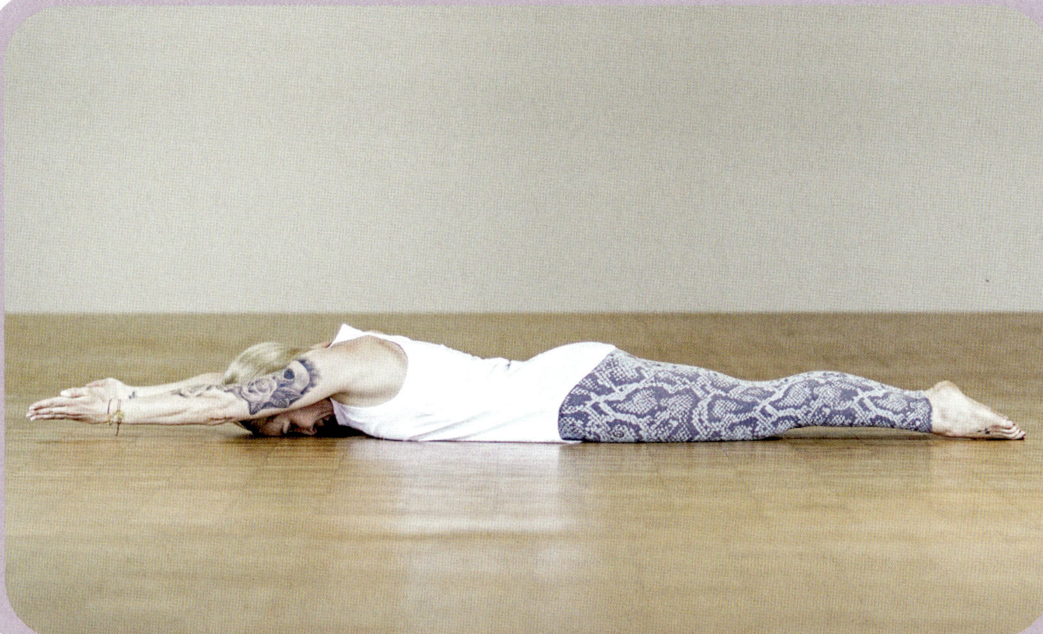

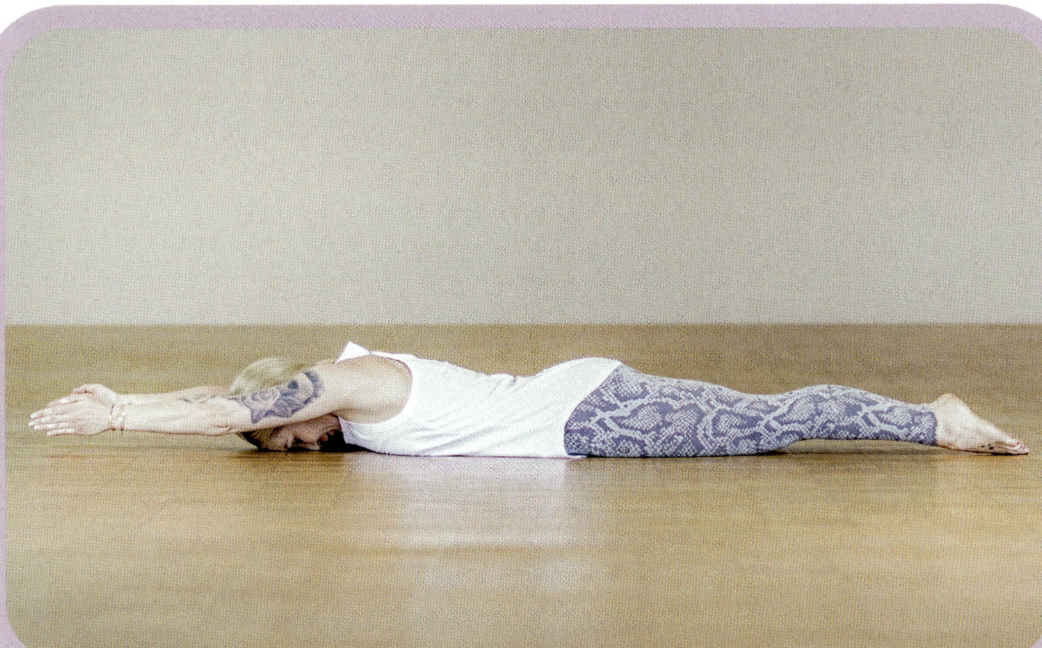

Schulterblattrotation im Hund

1. Lege die Hände etwas enger als schulterbreit auseinander flach auf den Boden. Achte darauf, dass deine Finger leicht nach außen weisen. Stelle dann deine Zehen auf und strecke deine Beine langsam. So kommst du in den herabschauenden Hund. Schiebe deine Schulterblätter, wie schon bei der Übung zuvor, einatmend aktiv den Armen hinterher Richtung Hände.
2. Lass deinen Oberkörper ausatmend zwischen den Schulterblättern einsinken, tauche mit dem Kopf Richtung Hände. Die Schulterblätter schieben Richtung Becken.
3. Mit der Zeit kannst du das In-die-Länge-Schieben und Zurückziehen mit einer Rotationsbewegung der Schultergelenke kombinieren. Der Widerstand deines Körpergewichts beansprucht und trainiert die Muskulatur deines Schultergürtels intensiv. Als weniger fordernde Variante kannst du diese Übung aufrecht sitzend ausführen. Dann weisen die Arme senkrecht am Kopf vorbei zur Decke.

Effekt

Wir brauchen die das Schulterblatt aufspannende Muskulatur in diesem Winkel beispielsweise im Hund, Unterarmstand und Handstand. Stets solltest du dabei deine Arme in die Länge und die Schulterblätter von den Händen wegschieben. So kommt der Oberarmkopf über der Gelenkpfanne in einen optimalen Winkel. Diese Übung kann eine gute Vorbereitung sein, die erwähnten beliebten Yogahaltungen sicher zu erlernen.

Achtung

Wie die vorherige Übung verhilft auch diese Übung dem Schulterblatt zu einer stabilen Muskelanbindung. So kannst du viele weitere Yogahaltungen sicher und verletzungsfrei ausführen. Für eine Schulter mit einer Verletzung hingegen kann diese Übung zu fordernd sein.

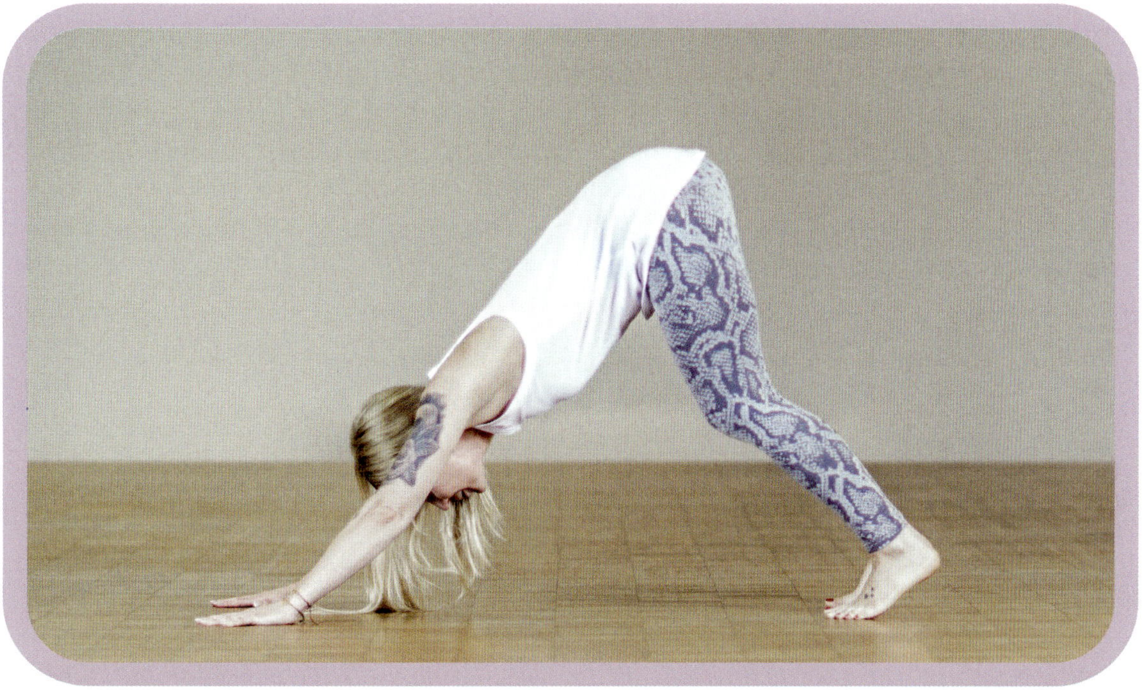

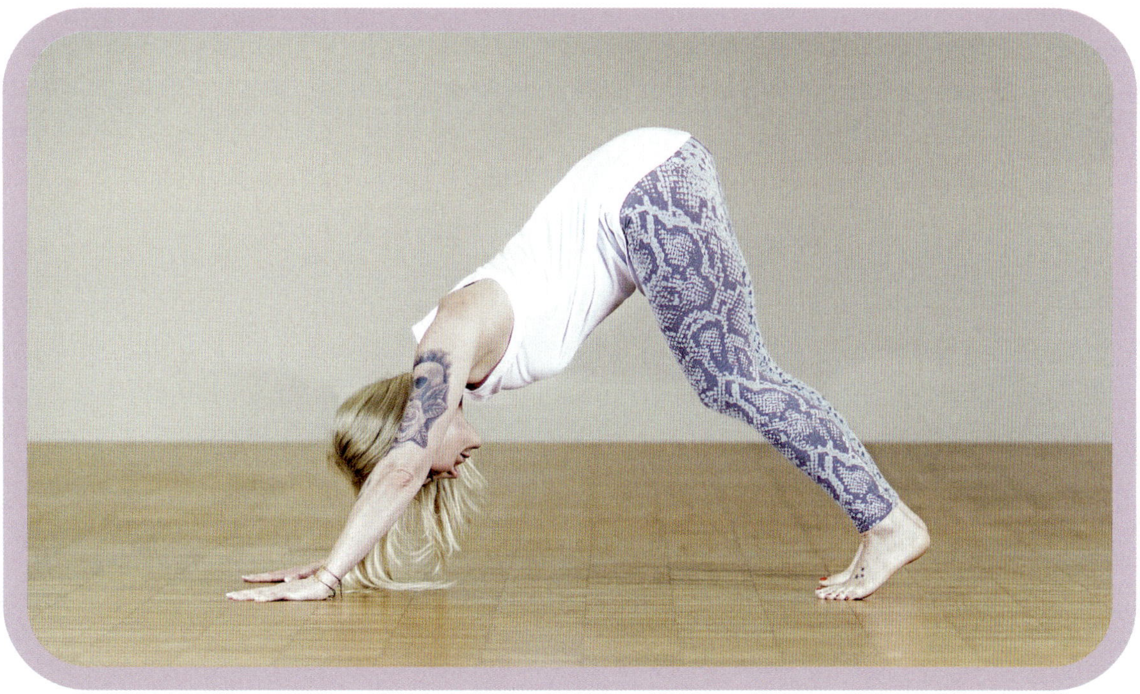

Schulterrotation im Kerzenleuchter

1. Komme für die nächste Übung erneut in die Bauchlage. Strecke deine Arme in Schulterhöhe zur Seite aus und beuge deine Ellenbogen dann etwa um 90 Grad. Deine Hände und Fingerspitzen sind in Verlängerung deiner Unterarme. Deine Handflächen weisen zueinander. Belasse deine Stirn auf dem Boden, während du deine Arme vom Boden abhebst.
2. Mit der Einatmung beweg deine Hände und Unterarme so weit wie möglich nach oben. Achte darauf, dass die Rotation nur aus dem Schultergelenk heraus erfolgt. Der Winkel deiner Ellenbogen ändert sich also nicht.
3. Rotiere nun ausatmend mit deinen Oberarmen nach innen, bis deine Fingerspitzen den Boden sanft berühren.
4. Wiederhole dieses Auf und Ab mit den Unterarmen, bis du die Herausforderung der Rotatorenmanschette spürst. Als nicht ganz so fordernde Option kannst du diese Übung aufrecht sitzend ausführen. Dann weisen deine Oberarme horizontal zur Seite und deine Unterarme senkrecht nach oben.

Effekt

In der seitlichen Armhaltung lässt sich die Rotatorenmanschette besonders effektiv ansprechen und kräftigen. Diese Stabilität benötigen wir für viele Alltagsaktivitäten und Yogahaltungen mit ausgebreiteten Armen wie für das Dreieck oder den Helden.

Achtung

Wie schon bei der Schulterrotation in Bauchlage beansprucht auch diese Übung die Rotatorenmanschette stark. Sie eignet sich bei einer gesunden Schulter, um mehr Stabilität und Belastbarkeit aufzubauen. Bei Verletzungen im Schultergelenk ist diese Übung eher nicht geeignet.

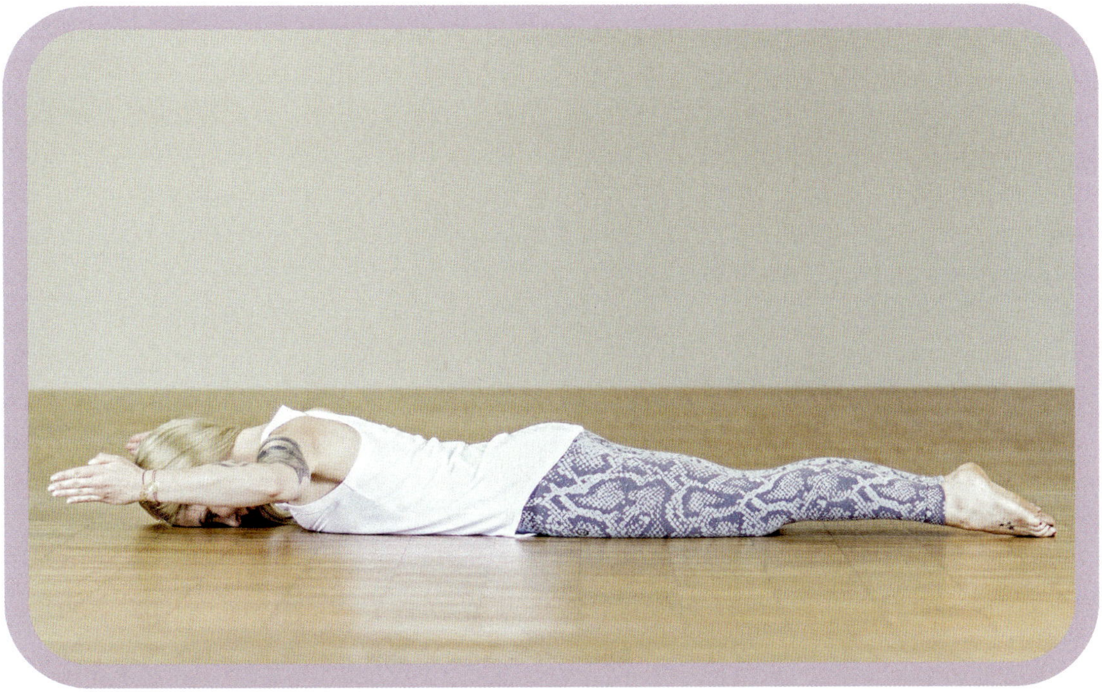

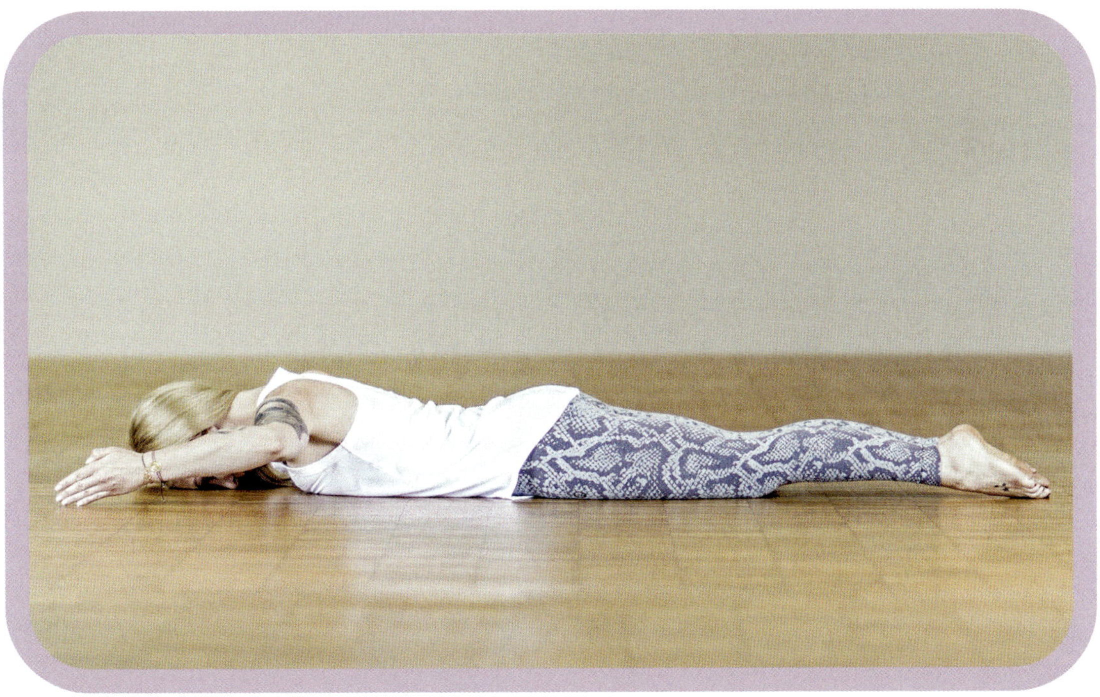

Schulterblattrotation im Seitstütz

1. Um auch die das Schulterblatt aufspannenden myofaszialen Züge in der seitlichen Armstellung zu aktivieren, komme in einen halben Seitstütz. Du kannst dazu im Vierfüßlerstand beginnen und dein Gewicht auf die rechte Hand verlagern. Kippe nun deine Unterschenkel zur Seite, hebe die linke Hand und stabilisiere deine Körpermitte. Die Füße liegen übereinander und Beine, Oberkörper und Kopf bilden eine Gerade.
2. Nun gib deinem Körpergewicht den nötigen Widerstand, um dich mit der das Schulterblatt führenden und überspannenden Muskulatur vom Boden wegzuschieben. Der rechte Arm wird mit der Einatmung stark und lang. Der Oberkörper wird durch die Kraft der Schulter ein wenig nach oben geschoben.
3. Lass dich ausatmend langsam wieder zurücksinken. Der Oberarm wird dabei etwas in die Schulter hineingeschoben. Sowohl dein Arm als auch dein Rumpf sollten bei dieser Bewegung annähernd stabil bleiben – also nicht im Becken einknicken.
4. Allmählich können aus diesem Schieben und Einsinken kreisende Bewegungen werden. Achte darauf, dich wirklich aus dem Schulterblatt heraus zu bewegen und nicht einfach nur dein Becken zu heben und zu senken.
5. Die auf den Fotos gezeigte Variante im vollen Seitstütz ist sehr fordernd. Leichter ist es, wenn du aus dem Vierfüßlerstand die Unterschenkel quer zum Körper ausrichtest und auf dem Boden liegen lässt. Noch leichter kannst du die Übung gestalten, indem du im Sitzen deinen Arm seitlich in Schulterhöhe anhebst, aus dem Schultergelenk heraus in die Länge schiebst und wieder zurückziehst. Auch ein seitliches Abstützen gegen eine Wand mit gestrecktem Arm kann eine Option sein, um das richtige Maß an Herausforderung zu finden.

Effekt

Der vordere Sägezahnmuskel [*Musculus serratus anterior*] zieht von der Unterseite des Schulterblattes in die Flanke. Das seitliche Wegschieben des Armes aktiviert diesen Muskel besonders effektiv. Er gehört zu den wichtigsten Muskeln für die Schwebespannung des Schulterblattes.

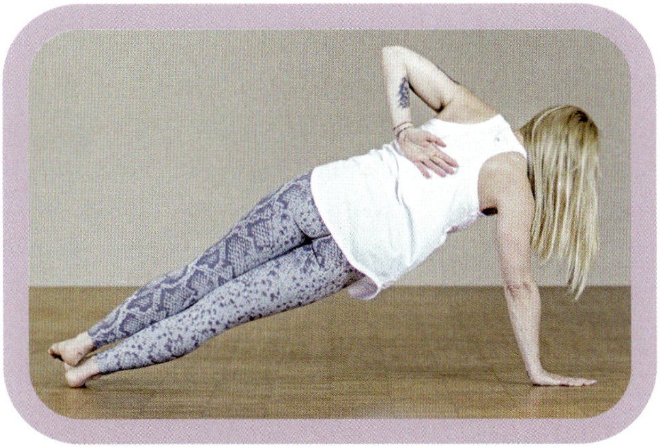

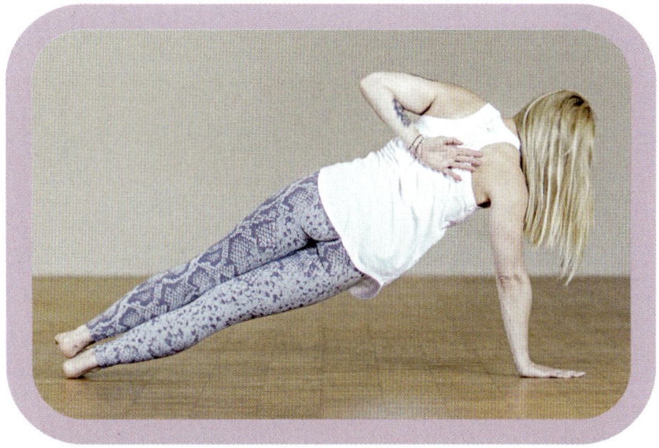

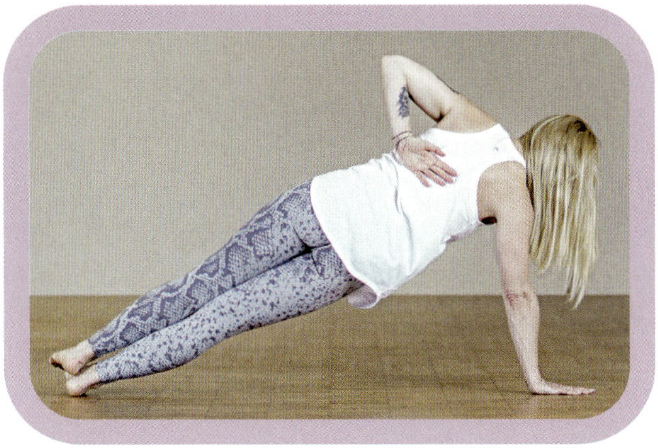

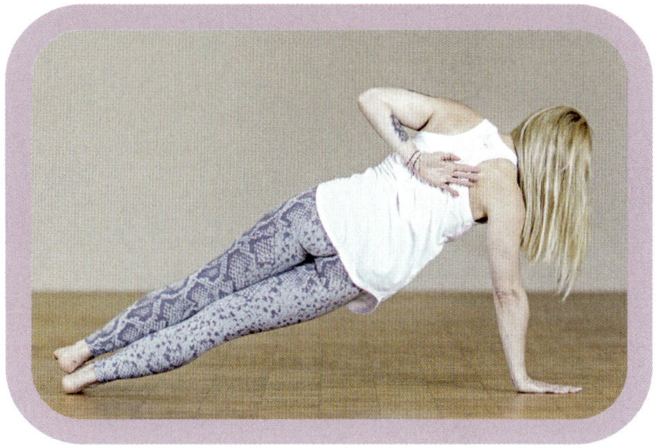

Achtung

Wie diese gesamte Übungsstrecke, so richtet sich auch diese Übung an Menschen mit gesunden Schultern, die mehr Schwebespannung für körperlich anspruchsvolle Haltungen aufbauen möchten. Bei Verletzungen im Schulterbereich kann diese Übung schnell zur Überforderung und dadurch zur Verschlechterung der Gesundheit führen.

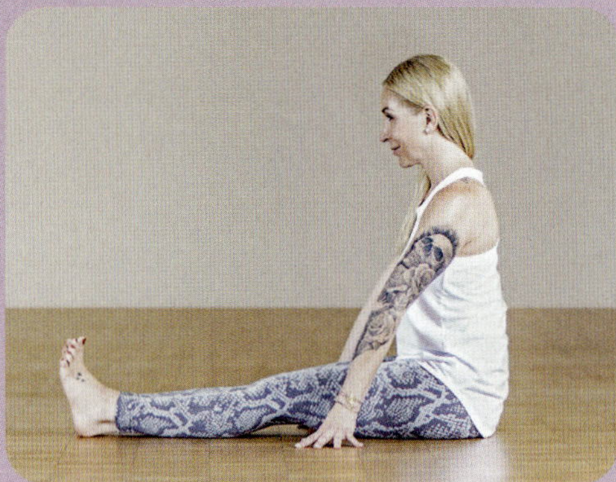

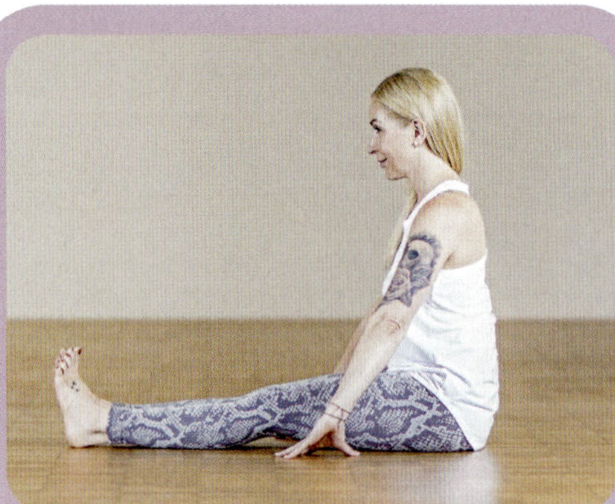

Schulterrotation im Langsitz

Im letzten Teil dieser Übungsstrecke möchten wir das Schultergelenk und das Schulterblatt auch mit nach unten weisendem Arm, neben dem Körper, in seine Schwebespannung führen.

1. Komme in den Langsitz. Stütze deine Finger oder Handflächen neben deinen Oberschenkeln auf. Rotiere deine Handfläche einatmend über den Boden schleifend aus dem Schultergelenk nach außen.
2. Rotiere ausatmend wieder nach innen, bis deine Finger Richtung Oberschenkel zeigen.
3. Wiederhole diese Übung, bis du auch in diesem Winkel die Aktivität der Rotatorenmanschette deutlich spürst.

Effekt

Wer den Körper mit der Kraft der Arme in die Luft heben möchte, im Sitzen oder im Handstand, braucht die Stabilität der Rotatorenmanschette. Die oben beschriebenen Übungen sind eine gute Vorbereitung hierfür, denn die Schultern kommen dabei in die gesunde Schwebespannung.

Variante

Je mehr Gewicht du auf deine Hände verlagerst, desto mehr Widerstand bekommt deine Rotatorenmanschette. Du kannst diese Übung mit sehr wenig Belastung beginnen. Dann ist sie sogar bei schwachen Schultern oder nach einer Verletzung ein guter Einstieg und Baustein der Yogatherapie.

Schulterblattrotation im Langsitz

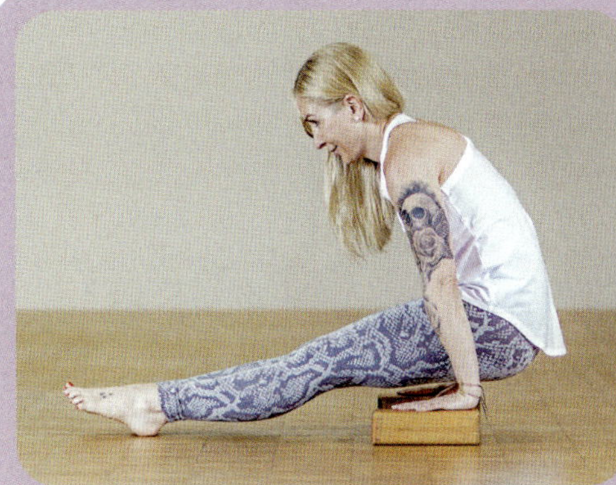

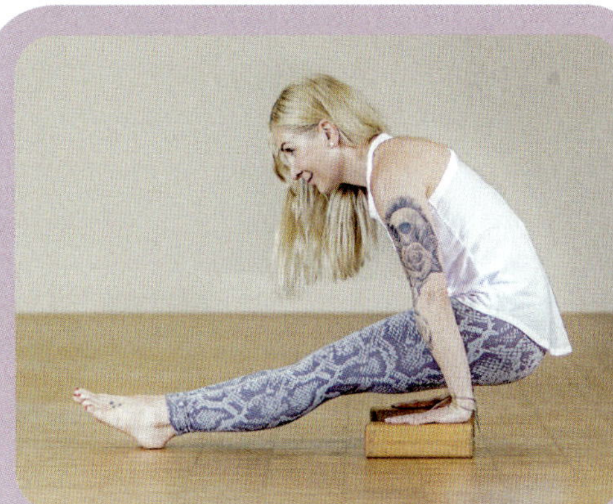

1. Platziere im Langsitz zwei Yogablöcke unter deinen Händen. Drücke dich einatmend aus dem Schultergürtel heraus von den Blöcken ab, bis dein Gesäß vom Boden abhebt, der Kopf strebt nach oben.
2. Sinke mit der Ausatmung zurück, aber bleibe dicht über dem Boden in der Schwebe. Lass aus dem Auf und Ab allmählich ein Kreisen entstehen, bis du die Aktivität der das Schulterblatt führenden Muskulatur spürst und die Bewegung immer weicher kreist.

Effekt

Die wichtigste Muskulatur für Lifts und Vinyasas befindet sich unter dem Schulterblatt. Der Sägezahnmuskel [*Musculus serratus anterior*] schiebt das Schulterblatt lang und hebt damit den Körper vom Boden ab. Mit dieser Übung kommst du einem Lift ein Stück näher. Doch auch unabhängig von der akrobatisch anmutenden Bewegung ist der *Musculus serratus anterior* einer der wichtigsten Muskeln für ein gesundes Schultergelenk.

Variante

Je nach Körperproportionen, Kraft und Flexibilität kannst du dich direkt vom Boden abdrücken. Für weniger Belastung kannst du die Schulterrotation aufrecht stehend mit den Armen am Körper beginnen. So baust du nach einer Schulterverletzung sehr schonend Beweglichkeit und Kraft wieder auf.

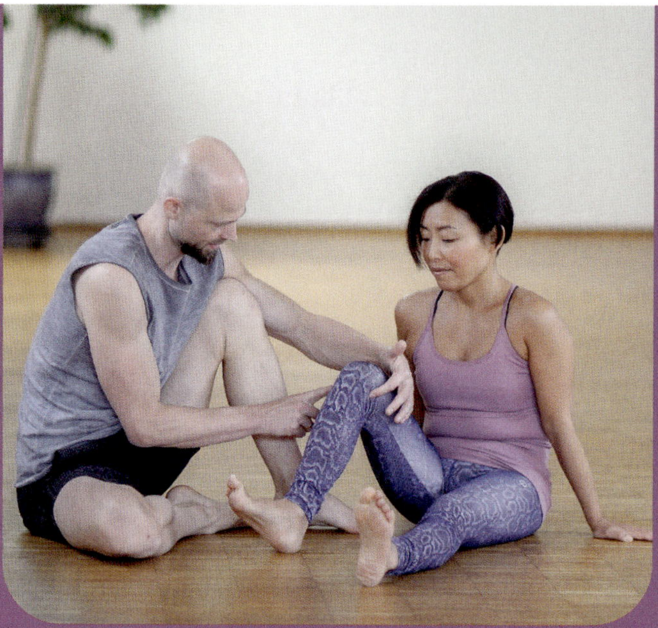

Helixspannung für stabile Hüften, Knie und Knöchel

Wie gegenläufige Helices winden sich Faszienzüge um das gesamte Bein. Mit den folgenden Übungen aus der Yogatherapie kommen Hüfte, Knie und Knöchel in einen dynamischen Schwebezustand. Das hält die Gelenke gesund und beugt Schmerzen vor.

Gegenläufige Helices für schwebende Stabilität

Betrachten wir die Anatomie des Beines im Detail, sehen wir zunächst nur schräg verlaufende Muskeln. Blicken wir jedoch aus einer umfassenderen Perspektive auf die Verläufe der Muskeln und Faszienzüge, so stellen wir fest, dass sich die einzelnen Abschnitte zu längeren Strecken myofaszialer Züge zusammensetzen. Die Faszien winden sich dabei in mehreren Schichten wie gegenläufige Helices um unser gesamtes Bein.

Ist Spannung auf diesen gegenläufigen Helices, so drücken sie quasi das Bein als Ganzes zusammen. Da das Volumen des Beines konstant bleibt, schiebt es sich zugleich in die Länge. So erfährt jedes einzelne Gelenk eine Druckentlastung, denn die Gelenkflächen kommen in eine Schwebespannung, Reibungen und entsprechende Verschleißerscheinungen werden vermieden.

Globale Spannung und lokale Kompression

Durch den ununterbrochenen Verlauf der Faszienzüge wird das Bein als Ganzes zu einer funktionellen Einheit. Es ist die gleiche Spannung, die das Hüftgelenk, Kniegelenk und den Knöchel im Schwebezustand hält. Bei Beschwerden sollten wir also Knöchel, Knie und Hüfte nicht isoliert betrachten. Ist die Spannung in einem Bereich des Faszienzuges gestört, dann überträgt sich dies über die gesamte Beinachse auch auf die anderen Bereiche und somit auch auf weitere Gelenke.

Doch die gegenläufigen Helices sind nicht auf das Bein beschränkt. Sie setzen sich vielmehr in einem Kontinuum durch den gesamten Körper fort. Auch um den Rumpf winden sich die Faszienzüge gegenläufig helikal. Stimmt die Spannung, so ziehen sie auch den Rumpf zusammen und bringen die Gelenke, in diesem Fall die Bandscheiben zwischen den Wirbeln, in eine gute, entlastende Schwebespannung.

Ist die Spannung ausgewogen, so gibt das Gelenk oder die Bandscheibe lediglich einen Bewegungsraum vor, überträgt selbst jedoch keine Kraft. Der Knorpel ist dann eine Gleitfläche, wobei die Kraft als Zug über die myofaszialen Züge weitergeleitet wird und Kompression nur lokal im Knochen verbleibt.

Arthrose: Kein unabwendbares Leiden

Lässt die Schwebespannung nach, so geraten die vorher übereinander schwebenden Knochen im Gelenk aufeinander. Dabei entsteht hier Druck und Abnutzung. Der Knorpel verschleißt und nimmt Schaden. So kann Arthrose entstehen.

Der Knorpel selbst ist kaum durchblutet. Schäden heilen daher nur sehr schlecht. Allerdings ist der Knorpel selbst auch kaum von Nerven durchzogen, er schmerzt also nicht. Die Schmerzen bei Arthrose entstehen vielmehr durch den Abrieb des Knorpels. Diese Bestandteile lagern sich an der Gelenkkapsel ab und führen dort zu einer schmerzhaften Entzündung. Die Gelenkkapsel verengt sich und schränkt so die Beweglichkeit ein.

Allerdings können wir durch gezielte Übungen die gegenläufig helikalen Faszienzüge wieder auf Spannung bringen. So kommen die Gelenke zurück in den natürlichen Schwebezustand. Im Schwebezustand ist die Qualität des Knorpels nicht mehr entscheidend für die Funktionalität des Gelenkes. Studien zeigen, dass bei Arthrose die Intensität von Schmerzen nicht eins zu eins mit dem Zustand des Knorpels korreliert.

Schwerstarbeit für Knöchel, Knie und Hüfte

Die Gelenke des Beines, also Knöchel, Knie und Hüfte, sind besonders belastet. Schließlich sind es die Beine, die unser Körpergewicht einen Großteil des Tages tragen. Beim normalen Gehen im Alltag und auch bei vielen Sportarten sprechen wir jedoch vor allem die gerade verlaufenden Muskel-Faszien-Züge an, denn diese ermöglichen unmittelbar das Gehen oder Laufen und auch viele sportliche Bewegungen wie beispielsweise Kniebeugen.

Die gegenläufig helikalen Muskel-Faszien-Züge bleiben bei diesen Aktivitäten weitgehend außen vor. Es verwundert also nicht, dass eine Abnutzung der Gelenke im Bein so häufig vorkommt. Die durch Abrieb entstehenden Knorpelteile lagern sich an der Gelenkkapsel an. Diese entzündet sich und schrumpft. Daraus entsteht der Schmerz der Arthrose. Bei schwerer Arthrose wird schließlich oft ein künstliches Knie- oder Hüftgelenk notwendig.

Doch so weit muss es nicht kommen. Durch gezielte Dehnübungen können wir die geschrumpfte Gelenkkapsel wieder lösen und den natürlichen Bewegungsraum zurückgewinnen. Noch wichtiger ist allerdings, die gegenläufig helikalen Faszienzüge über Hüfte, Knie und Knöchel zu straffen, denn dadurch kommen die Gelenke in einen Schwebezustand übereinander. Nun profitiert der druckentlastete Knorpel vom größeren Bewegungsspektrum. Die Gelenkflüssigkeit umspült die Knorpeloberfläche und versorgt sie mit Nährstoffen. So können mit der Zeit kleine Schäden wieder repariert werden.

Übungsstrecke

Egal, ob ein Gelenk bereits vorgeschädigt ist oder nicht: Es profitiert in jedem Fall von diesen Übungen aus der Yogatherapie, denn sie alle befördern die Schwebespannung über den Gelenken. Die folgende Übungsreihe spricht dabei systematisch die schräg über jedes Gelenk verlaufenden Muskeln an. Sie sind Teil der gegenläufigen Helix und sorgen für die wichtige und wohltuende Druckentlastung im Gelenk.

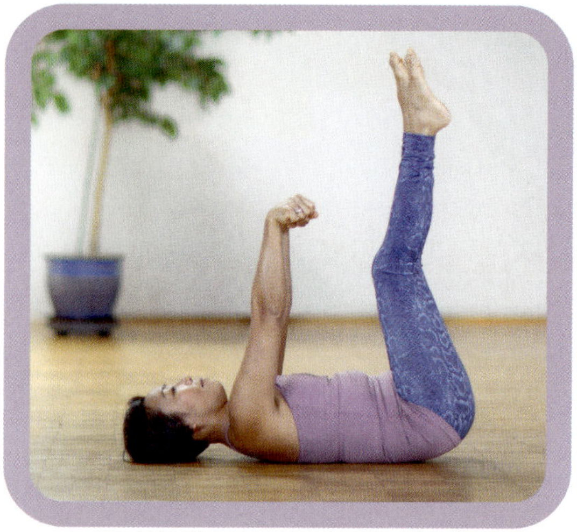

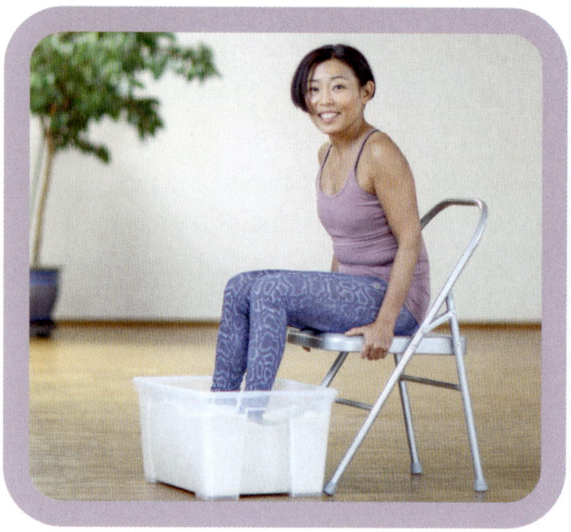

Käfer – Fuß- und Handgelenkskreisen

1. Lege dich rücklings auf den Boden. Strecke deine Arme und deine Beine senkrecht nach oben. Beginne nun, Füße und Hände in der Luft zu kreisen.
2. Dies mag zunächst sehr einfach wirken, doch nach einigen Runden wirst du die Aktivierung der Unterarm- und Wadenmuskulatur leicht spüren. Wechsele zwischendurch die Drehrichtung, bis deine Unterschenkelmuskulatur angenehm brennt und du auch in den Unterarmen eine angenehme Wärme verspürst.
3. Um diese Übung noch effektiver auszuführen, setze dich auf einen Stuhl und stelle eine große Kiste mit Reis davor. Stecke deine Füße in den Reis und kreise mit den Füßen, bis du die Herausforderung der Muskulatur in deinem Unterschenkel spürst.

Effekt

Diese Übung aktiviert die helikalen, das Handgelenk und den Knöchel umschließenden myofaszialen Züge. So kommen Hand- und Fußgelenk in ihre Schwebespannung.

Fußwischer – Knierotation

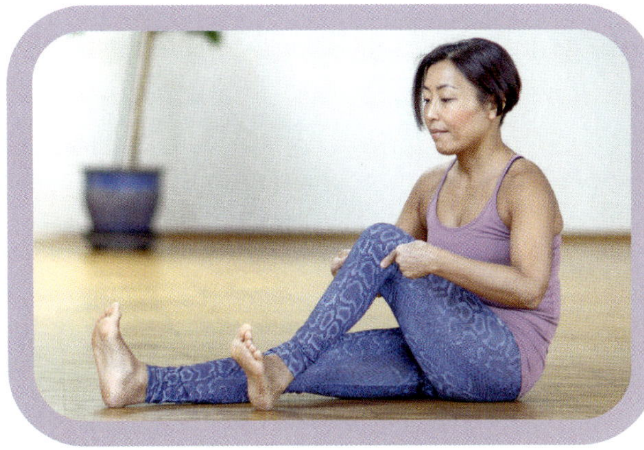

1. Setze dich bequem auf den Boden. Ziehe den linken Fuß am Boden heran, bis das Knie etwa 90 Grad gebeugt ist. Ziehe nun deinen linken Fußrücken Richtung Schienbein, bis dein Sprunggelenk ebenfalls einen rechten Winkel zum Unterschenkel bildet.
2. Taste jetzt mit beiden Händen dein linkes Knie ab. Etwas unterhalb der Kniescheibe kannst du den Gelenkspalt zwischen Oberschenkelknochen [*Os femoris*] und Schienbeinplateau [*Tuberositas tibiae*] spüren. In diesem Spalt gleiten die Menisken bei jeder Kniebewegung und passen die beiden Knorpelflächen einander an.
3. Drehe deinen Unterschenkel aus dem Kniegelenk so, dass die Füße eine Scheibenwischerbewegung ausführen. Der Oberschenkel bleibt unbewegt. Du kannst die Bewegung des Unterschenkels relativ zum Oberschenkel und das Gleiten der Menisken dazwischen mit den Fingern ertasten. Die Bewegung ist recht klein, denn das Knie ist kein Kugelgelenk.
4. Setze diese Übung fort, bis einerseits das Gleiten immer leichter wird und du andererseits die helikalen, das Kniegelenk überspannenden Muskeln spüren kannst. Wiederhole die Übung auf der anderen Seite.

Effekt

Diese Übung aktiviert die helikalen, über das Kniegelenk verlaufenden myofaszialen Züge. Grob gesagt lassen sich diese in eine Innenhelix [*Musculus vastus lateralis*, laterale parapattelare Fasern, *Musculus adductor magnus*] und eine Außenhelix [*Musculus vastus medialis, Musculus popliteus,* mediale parapattelare Fasern, *Musculus adductor longus*] einteilen. Sind die gegenläufigen Helices ausgewogen gespannt, so entsteht die für ein gesundes Kniegelenk so wichtige Schwebespannung.

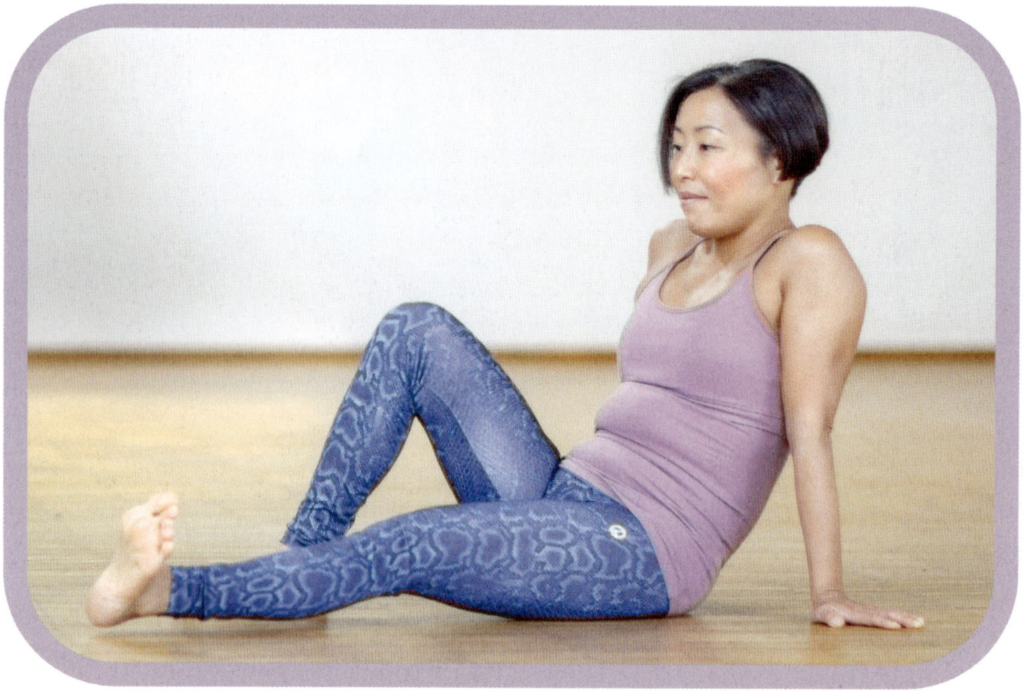

Beinrotation im Sitzen

1. Komme in einen bequemen Langsitz. Du kannst dich dabei mit den Händen hinter dem Gesäß auf dem Boden abstützen. Stelle das rechte Bein an und hebe dein linkes Bein gestreckt etwas vom Boden ab.
2. Behalte die maximale Länge und Streckung im linken Bein bei, während du dein gesamtes Bein aus dem Hüftgelenk heraus nach innen und außen rotierst. Der geflexte Fuß macht eine Scheibenwischerbewegung.
3. Setze diese Übung fort, bis du eine leichte Ermüdung in der tiefsten Hüftmuskulatur spürst. Wiederhole die Übung mit dem anderen Bein.

Effekt

Das Anheben des Beines aus dem Sitzen aktiviert die über das Hüftgelenk gespannte Muskulatur. Durch das Drehen werden die schräg verlaufenden myofaszialen Züge aktiviert. Diese sind Teil der gegenläufigen Doppelhelix im Hüftbereich.

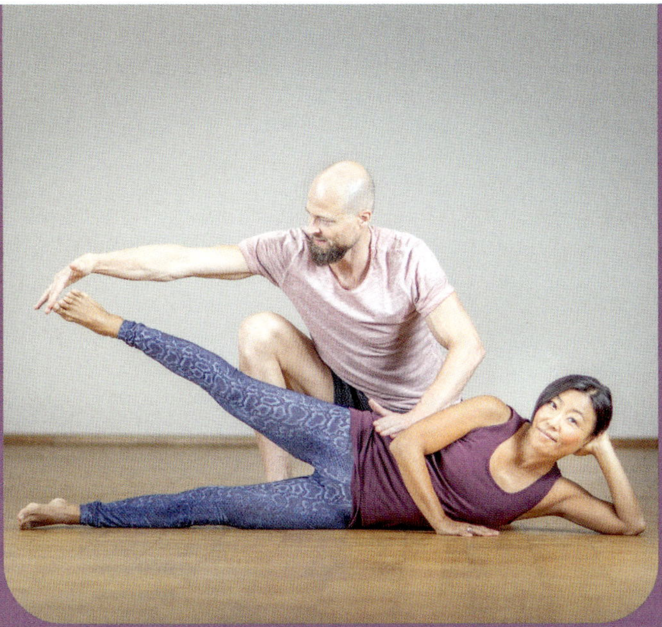

Geschmeidige Hüftgelenke durch Helixspannung

Erfahre, wie du durch Schwebespannung deine Hüfte gesund hältst, dein Becken zentriert bleibt und was das mit Doppelhelices und Fahrrädern zu tun hat.

Das Hüftgelenk, ein knöchern geführtes Kugelgelenk

Das Hüftgelenk gewährleistet als Kugelgelenk Bewegungsmöglichkeiten in alle Richtungen. Die Gelenkpfanne am Becken umschließt den Oberschenkelkopf von allen Seiten. Die Form dieser Gelenkpfanne und der Winkel, in dem der Oberschenkelkopf am Oberschenkel befestigt ist, definiert – und begrenzt – den maximal möglichen Bewegungsraum des Hüftgelenkes. Daher nennen wir das Hüftgelenk ein knöchern geführtes Kugelgelenk.

Bei jedem Menschen sind Gelenkpfanne und Oberschenkel ganz individuell geformt. Daher ist das Bewegungsspektrum von Person zu Person unterschiedlich und nahezu einzigartig. Für den einen mag es relativ leicht sein, eine bestimmte Yogahaltung auszuführen, etwa Spagat, Lotussitz oder Taube, für einen anderen liegt sie außerhalb des von der Natur für ihn vorgegebenen Bewegungsraumes. Durch regelmäßige Yogapraxis mit ausreichend Übungen für Flexibilität kann dieser maximale natürliche Bewegungsraum erhalten werden.

Wie ein Fahrradrad

Für ein gesundes Hüftgelenk ist das Entfalten des persönlichen Bewegungsraumes allerdings noch nicht ausreichend, denn es wirken unterschiedliche Kräfte auf das Gelenk. Beim Stehen beispielsweise kommt der Kraftvektor von oben. Auf den ersten Blick würde sich die Kraft als Druck von der Unterseite der Gelenkpfanne auf die Oberseite des Oberschenkelkopfes übertragen. Zu viel Druck auf einem engen Bereich des Knorpels führt jedoch früher oder später zur Abnutzung des Knorpels, sprich: Arthrose.

Damit es nicht so weit kommt, hat die Natur auch für das Hüftgelenk ein System entwickelt, den auftretenden Druck in Spannung umzuwandeln. Das können wir mit einem Fahrradrad vergleichen. Hier erfolgt die Kraftübertragung zwischen Nabe und Felge nicht durch Druck, sondern durch die Spannung der Speichen.

Und da kommen die Faszien ins Spiel: Ähnlich wie die Speichen spannen Faszienzüge idealerweise den Oberschenkelkopf in der Mitte der Gelenkpfanne am Becken ein. Der Oberschenkelkopf schwebt also ähnlich wie die Fahrradnabe in der Mitte der Gelenkpfanne – in der Analogie die Fahrradfelge.

Da wir nicht im Alltag und in der Freizeit nur stehen, sondern unsere Beine in alle möglichen und aus allen möglichen Richtungen belasten, sollten unsere »Speichen« in alle Richtungen gleichmäßig gespannt sein. Nur so können sie die auftretenden Kräfte in Spannung umwandeln.

Eine gegenläufige Helix

Üblicherweise sind Fahrradspeichen nicht auf dem kürzesten Weg, streng radial, zwischen Nabe und Felge verspannt. Vielmehr setzen sie mal an dem einen Rand der Felge, mal an dem anderen an und verlaufen leicht schräg zur Nabe, sodass sich die Speichen in spitzen Winkeln überkreuzen. So kann das Rad auch in Schräglage und auf unebenem Untergrund den Druck abfedern und erhält sich seine Stabilität.

Genau dieses Prinzip nutzt die Natur, um die zuvor beschriebene Schwebespannung über einem Gelenk aus verschiedenen Winkeln zu ermöglichen. Die Faszienzüge ziehen nicht linear über das Gelenk, sondern gegenläufig diagonal.

Aus einem größeren Blickwinkel erkennen wir gegenläufig helikale Faszienbahnen, die die Gelenke, aber auch das gesamte Bein umfassen und es mit dem Rumpf verbinden. Damit überträgt sich die Spannung durch den ganzen Körper und verbindet so alle Gelenke zu einer gesamten funktionellen Einheit.

Übungsstrecke

Mit der folgenden Übungsstrecke bringst du dein Hüftgelenk in den für seine – und deine – Gesundheit so wichtigen Schwebezustand. Dabei bringen wir die gegenläufig helikal verlaufenden und das Hüftgelenk überspannenden Faszienzüge aus verschiedenen Richtungen in Spannung.

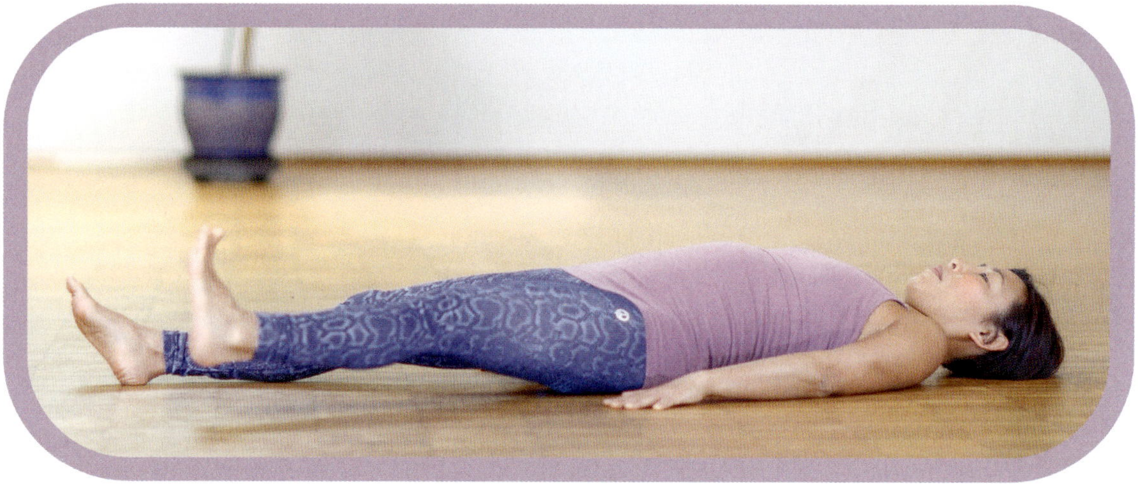

Beinrotation in Rückenlage

1. Komme in eine bequeme Rückenlage mit gestreckten Beinen. Hebe dein linkes Bein eine Handbreit vom Boden ab.
2. Behalte die maximale Länge und Streckung im linken Bein bei, während du dein gesamtes Bein aus dem Hüftgelenk heraus nach innen und außen rotierst. Der geflexte Fuß bleibt an seiner Position zum Unterschenkel und macht bei der Rotation eine Scheibenwischerbewegung.
3. Setze diese Übung fort, bis du eine leichte Ermüdung in der tiefsten Hüftmuskulatur spürst. Vielleicht erspürst du sogar den tangential das Hüftgelenk überspannenden Verlauf. Wiederhole die Übung mit dem anderen Bein.

Effekt

Das Anheben des Beines aus der Rückenlage aktiviert die Muskulatur an der vorderen Seite des Hüftgelenkes. Durch das Drehen werden die diagonal über das Hüftgelenk verlaufenden myofaszialen Züge aktiviert. Diese sind Teil der gegenläufigen Doppelhelix im Hüftbereich.

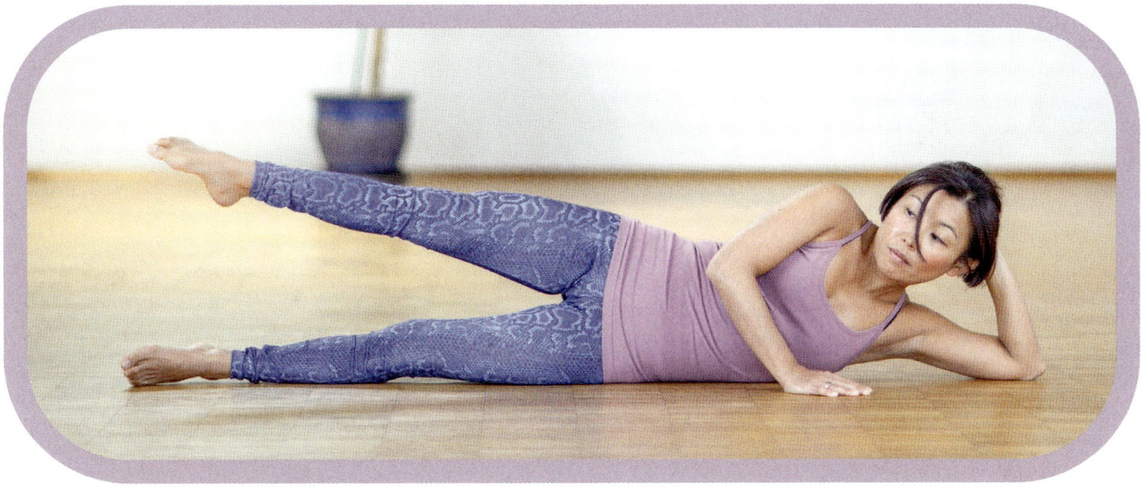

Beinrotation in Seitenlage – oberes Bein

1. Komme in die Seitenlage. Stütze dich mit den Händen so ab, dass du stabil liegst. Strecke dein oberes Bein kraftvoll in die Länge und hebe es etwas an, der Fuß ist leicht gestreckt. Behalte die Ausrichtung des Beines bei, während du es aus dem Hüftgelenk heraus abwechselnd nach innen oder außen rotierst. Behalte dabei auch die Streckung des Beines bei.
2. Setze dieses Rotieren fort, bis sich eine angenehme Ermüdung der tiefen Hüftmuskulatur einstellt. Führe dann, bevor du die Lage wechselst, zuerst die nächste Übung aus.

Effekt

Die neue Ausgangsposition aktiviert die äußeren Anteile der das Hüftgelenk überspannenden Muskulatur. Das Drehen bringt Spannung auf die gegenläufige Doppelhelix aus diesem Winkel.

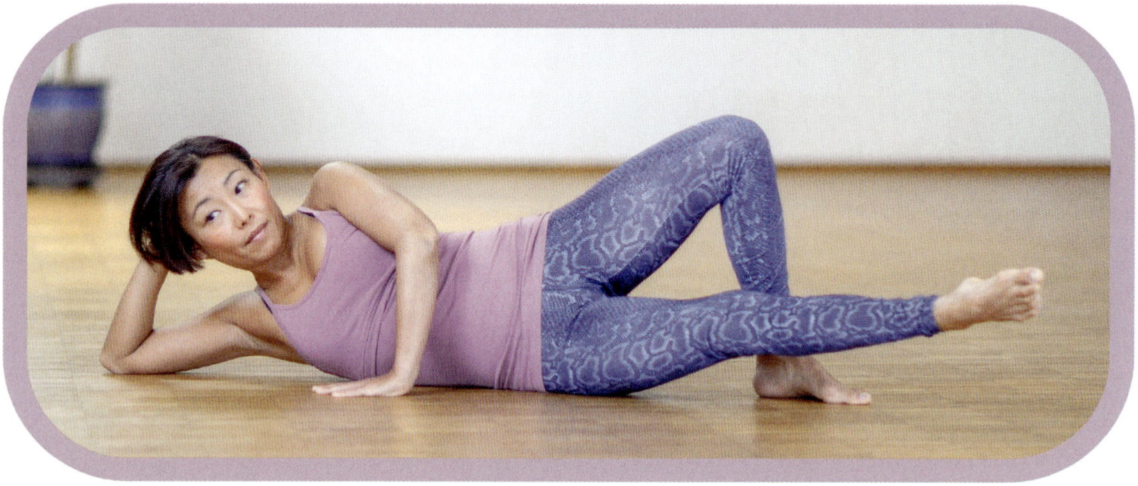

Beinrotation in Seitenlage – unteres Bein

1. Winkle dein oberes Bein an und stelle den Fuß wahlweise hinter oder vor dem unteren Bein ab. So ergibt sich eine stabile auf der Seite liegende Haltung, in der du dein unteres Bein leicht anheben kannst.
2. Strecke dieses kraftvoll in die Länge, hebe es etwa eine Handbreit vom Boden ab und rotiere es aus dem Hüftgelenk heraus abwechselnd nach innen und außen. Strecke das untere Bein konstant in die Länge.
3. Wenn sich auch hier eine angenehme Ermüdung an der Innenseite des Oberschenkels beziehungsweise im Hüftgelenk einstellt, wechsle in die Seitenlage auf der anderen Körperseite. Wiederhole die Beinrotationen mit dem oberen und dem unteren Bein.

Effekt

Du spürst bei dieser Übung die Aktivierung an der Innenseite des Hüftgelenkes. Dieser Anteil der gegenläufigen Helix ist oft der am wenigsten gespannte Bereich. Daher ist diese Übung in der Yogatherapie für eine gesunde Hüfte besonders wichtig.

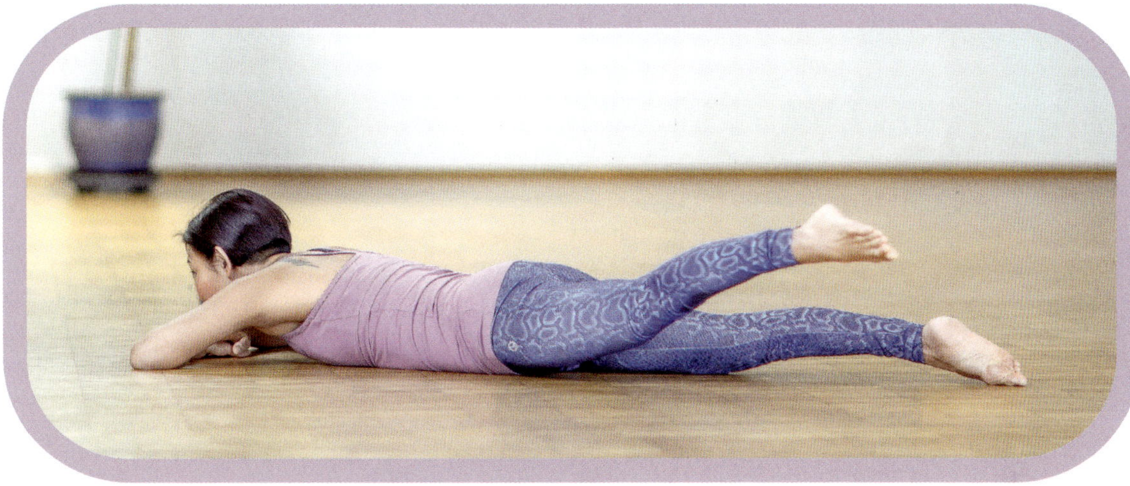

Beinrotation in Bauchlage

1. Begib dich in die Bauchlage, die Fußrücken liegen auf dem Boden. Hebe dein linkes Bein leicht vom Boden ab und schiebe es maximal in die Länge. Rotiere dann das ganze Bein aus dem Hüftgelenk heraus abwechselnd nach innen und nach außen. Achte darauf, das rotierende Bein konstant zu strecken.
2. Rotiere, bis du eine Ermüdung an der Rückseite deines Hüftgelenkes spürst. Dann wiederhole diese Übung mit dem anderen Bein.

Effekt

Die gegenläufig helikalen Faszienzüge an der Rückseite des Hüftgelenkes vervollständigen den harmonischen Schwebezustand des Oberschenkelkopfes in seiner Pfanne. Mit dieser Übungsfolge hast du die Faszienzüge rund um dein Hüftgelenk in einen ausgewogenen Spannungszustand gebracht. Bei regelmäßigem Üben halten die Faszien deinen Oberschenkelkopf aus jedem Belastungswinkel in seinem gesunden, gelenkschonenden Schwebezustand mittig in der Gelenkpfanne.

Übungsübersicht

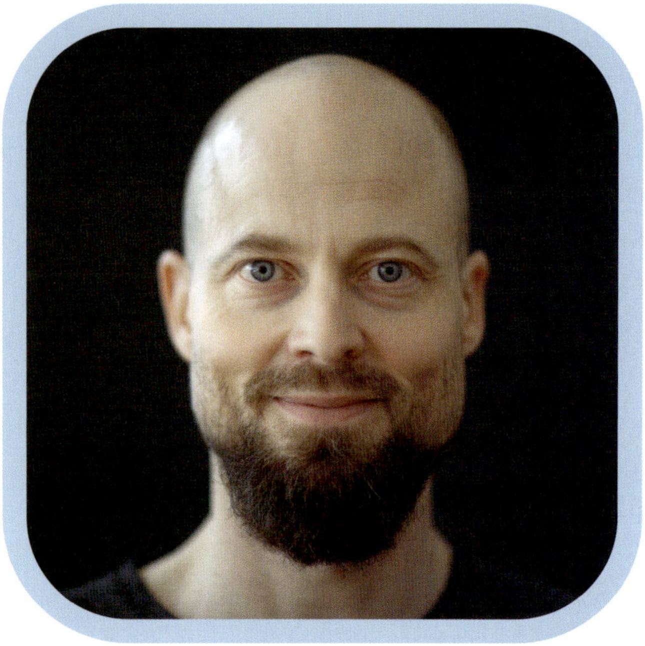

Über den Autor

Dr. Ronald Steiner ist Sportmediziner und Wissenschaftler sowie einer der bekanntesten Ashtanga-Yogalehrer weltweit. Er gehört zu den wenigen ganz traditionell von den indischen Meistern Sri K. Pattabhi Jois und BNS Iyengar autorisierten Yogalehrern. Die von ihm begründete AYI® Methode verbindet traditionelles Ashtanga-Yoga mit innovativer Yogatherapie. Diese Kombination ermöglicht eine individuelle, sehr persönliche Yogapraxis.

Dank

Ich danke Kristen Sikorsky, Kumiko Sakaguchi und Melanie Pilz. Ich bin inspiriert und beeindruckt von eurer präzisen Durchführung und dem enthusiastischen Einüben der Techniken. Ich bin mir sicher, dass die Leser sich in eure Freude an der Übung einfinden und diese leicht nachvollziehen können.

Ein herzlicher Dank geht an Paul Königer. Deine Bilder transportieren nicht nur die technische Ausführung der Übung, sondern auch die Begeisterung der Übenden.

Ich bedanke mich auch bei OGNX für die superschöne Yogakleidung, die auf den Bildern in diesem Buch zu sehen ist.

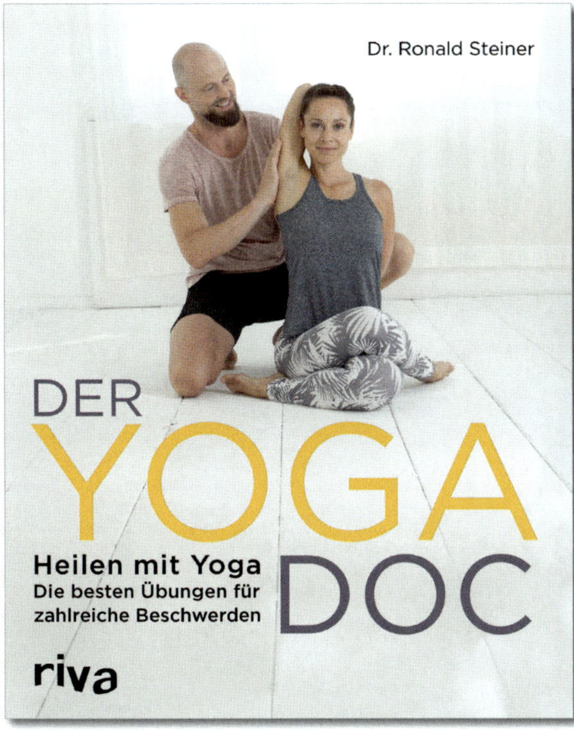

Auch als **E-Book** erhältlich

176 Seiten
19,99 € (D) | 20,60 € (A)
ISBN 978-3-7423-0822-1

Dr. Ronald Steiner

Der Yoga-Doc

Heilen mit Yoga – die besten Übungen für zahlreiche Beschwerden

Egal, ob Sie von chronischen Beschwerden, Verletzungen oder akuten Problemen am Bewegungsapparat betroffen sind – es ist wissenschaftlich bewiesen, dass Yoga bei zahlreichen Leiden helfen kann. Die Kombination aus umfassender Bewegung, tiefer Atmung, muskulärer Kräftigung, ausgewogener Dehnung, wohltuendem Schwitzen und abschließender Entspannung fördert und heilt den Körper dauerhaft. Der Arzt und Yogalehrer Dr. Ronald Steiner verbindet die traditionellen Lehren des Yoga mit Erkenntnissen aus Medizin und Forschung. Daraus ergibt sich eine Yogapraxis, die einerseits präventiv wirkt, andererseits zur Selbstbehandlung genutzt werden kann. Von Rücken- und Nackenschmerzen über Knie- und Hüftbeschwerden bis zu Bandscheibenvorfall, Impingement-Syndrom und Arthrose – die therapeutischen Übungen unterstützen Sie dabei, körperliche Blockaden zu lösen, die Beweglichkeit zu verbessern, geschwächte Muskeln zu stärken, Schmerzen zu lindern und Ihre Gesundheit wiederherzustellen.

riva